宁夏名老中医系列

JIAOTIANCAI GUSHANGJINGYAN YIANJI

焦天才骨伤经验医案集

本书主要介绍了焦天才的学术思想与临证特色，包括颈椎病、腰椎间盘突出症、寰枢关节紊乱、膝关节骨性关节炎、肩关节周围炎、跟骨骨刺、痛风性关节炎、胸腰椎体压缩骨折、类风湿性关节炎等常见骨伤病的治疗方法。

刘　鹏　郭建斌·主编

甘肃科学技术出版社　　黄河出版传媒集团　阳光出版社

图书在版编目（CIP）数据

焦天才骨伤经验医案集／刘鹏，郭建斌主编.——兰州：甘肃科学技术出版社，2017.6（2021.8 重印）

ISBN 978-7-5424-2085-5

Ⅰ.①焦… Ⅱ.①刘… ②郭… Ⅲ.①中医伤科学－中医临床－经验－中国－现代 Ⅳ.①R274

中国版本图书馆CIP数据核字(2017)第109561号

焦天才骨伤经验医案集

刘鹏　郭建斌 主编

出 版 者　甘肃科学技术出版社	阳光出版社
兰州市读者大道568号	宁夏银川市北京东路139号出版大厦
邮编730030	邮　　编　750001
邮购电话　0931-8773237	邮购电话　0951-5014124
网　　址　www.gskejlprese.com	网　　址　www.yrpubm.com

发 行 者　甘肃科学技术出版社　阳光出版社
印　　刷　三河市华东印刷有限公司
开　　本　720mm×980mm 1/16
印　　张　14.5
字　　数　210千
版　　次　2017年12月第1版
版　　次　2021年8月第2次印刷
印　　数　1001~1750
书　　号　ISBN 978-7-5424-2085-5
定　　价　58.00元

《焦天才骨伤经验医案集》编委会

主　编

刘　鹏　郭建斌

副主编

刘　雷　谢　彬　王贵来　李　涛

编　委

路　刚　张存权　王永虎　苏　君

刘　伟　马燕侠　沈　阳

焦天才简介

　　焦天才，男，宁夏中卫人，1954年生，出生中医世家，主任医师。毕业于上海中医药大学中医临床专业，1984年在河南洛阳白马寺正骨医院进修学习。曾任宁夏医科大学附属银川市中医医院骨伤科主任，全国第五批，宁夏第一、二批名老中医药学术经验指导老师。30多年来，一直从事骨伤科的临床、科研和教学工作，对骨伤疾病有深刻的认识，善于灵活运用中西医结合方法，进行诊断和治疗疾病，在临床诊疗中常有药到病除的疗效。他同时注意突出中医特长，挖掘和发扬祖国传统医学特色，博采大江南北诸家名医之长，并积累自己三十余载临床经验，形成了独特的诊疗特色，进而有了独具特色的学术思想。焦主任在骨伤科诊疗中真正做到了"机触于外、巧生于内、手随心转、法从手出"的骨伤科要旨，经他妙手回春的笃重顽症甚多。他对多种骨伤科疾病进行了较深入的研究，提出了对相关疾病独特的诊治方法。

目 录
CONTENTS

第一章 学术思想与临证特色

一、突出整体观念，提出脊柱平衡理论

整体就是统一性和完整性，中医学非常重视人体自身的统一性、完整性及其与自然界的相互关系，认为人体是一个有机的整体，构成人体的各个组成部分之间，在结构上不可分割，在功能上相互协调、相互补充，在病理上相互牵扯、相互影响。这种机体自身整体性和内外环境统一性的思想即是中医的整体观念。很多从事骨伤科工作的医务人员，在临床中，只注重影像学检查，并且以局部症状、局部治疗为主，把全部精力都用在弄清精细解剖上了，过于重视操作技术的学习，结果临床疗效却没有达到理想的状态。比如一个网球肘的患者，使用针刀的治疗方法操作，局部也运用了药物消炎，疼痛是缓解了，但是不久患者症状再次出现，那就再做一次，结果更是白费功夫，反而使活动受限，患者也产生了不满情绪。由此看来，患者得的是不是单纯的网球肘，则是应该考虑的问题。是否可以由神经根型颈椎病引起呢？患者主诉无颈部症状。手法触诊颈部曲度消失，颈5、6棘突偏歪、压痛、有钝厚感、椎旁压痛、活动受限。拍颈椎片印证了触诊检查的结果。用手法调整下位颈椎椎体，患者网球肘症状减轻了。这就是分析问题的重要性，所以，我们医生诊治疾病除了丰富的医疗知识外，必须具有全局观念，临床时能够做到整体把握，才会取得较好的疗效。用整体观念指导骨伤科临床，才能真正把握疾病的根源，并做到标本同治，使疗效更好更持久。还有些患者治疗后，即时效果不错，复发率却很高。我们经

常发现原来治疗好的那些患者，一段时间后又相继恢复了原来的症状。比如治疗膝关节骨性关节炎，把膝关节内外该治疗的部位都治过来了，疗效是有，没过多久又痛了。焦主任经过治疗腰椎，尤其是上腰段，患者膝部症状消失了。说明该患者的膝痛有腰椎病变的因素。这种现象在焦主任临床诊治中数不胜数。正是因为缺少整体观念，在临床导致了复发率增高；正是缺少整体观念，使我们在临床中解决复杂问题的时候理不出头绪；正是缺少整体观念，才使我们的疗效大打折扣；正是缺少整体观念，在影像学没有明显异常的时侯，就不知道该如何进行诊断和治疗。大量的临床事实和经验表明，局部的变化往往是以整体变化为前提，不管是全身表现为主，还是局部症状为主，也不管局部病变是否处于主导地位，都是以整体变化为依据的。因此在治疗上，必须从整体联系的观点出发，拟订合理的治疗方案，才能收到满意的疗效。否则，必然会造成"头痛医头，脚痛医脚"的弊病。需要说明的是，突出整体观念不是一定要完全按照中医的脏腑辨证、八纲辨证等进行，而是在骨伤科疾病诊治过程中强调一个整体分析，整体把握的问题，希望我们能时刻注意到人体各部位的生理病理是相互联系、相互影响的。运用整体观念去诊治，包括对已经发生的疾病分析和可能会发生的疾病的预测。临症时焦主任注重观察脊柱的力线，有无曲度减小，反弓，旋转，侧弯，尤其对骨盆是否倾斜非常重视，并根据临床查体，以确定治疗的部位。比如临床很多具有下肢症状患者，焦主任都会积极检查、治疗腰椎；对于具有上肢症状患者，积极检查、治疗颈椎。他常说，膝关节的提前退化，多是因为腰椎的力线改变引起。本在腰部，标在膝部。又比如有些腰椎间盘突出症患者临床就诊时主述以足趾疼痛，跟痛，膝痛，临床如果不辨病，单纯在痛点施治，不整体考虑，就会贻误治疗，拖延病情。

人是个有机整体，发生病症，决不能孤立地去看待，应该全面考虑，发现产生症状的根本病机。焦主任通过多年脊柱疾病的治疗经验，根据中医整体观念总结出了脊柱平衡理论。焦主任认为脊柱病发病的根本原因是脊柱的力线平衡改变，导致脊柱动力、静力相对平衡打破，所以治疗的根本就是恢复脊柱正常的生物力学平衡。凡脊柱病者，其脊柱生理曲度多改变并伴侧弯。脊间组织承受的歪斜压力和旋转挤推力也加大，出行神经、血管受到压迫，脊柱活动时症状则越重，形成恶性循环。在治疗时应注重脊柱曲度的改变，施以各种方法进行纠正，顺应性地将病变处及周围的肌肉、韧带等软组织松解。这样既能使脊柱两侧软组织牵拉性张力重新恢复到平衡状态，为有效地治疗矫正脊柱侧凸和旋转创造了条件；也能建立稳固的维护脊柱正常曲度和角度的自我保护效应。使康复后正常生活、工作成为可能。脊柱相关病的治疗，从调整脊柱入手，手法矫正错位，针刀松解粘连，牵引增大椎间隙，从而解除压迫与牵拉，使人体脊柱"大梁"首先趋于平衡，神经、血管的压迫与牵拉解除，继而神经、血流的传导、回流改善，人体各脏器工作相对逐步恢复正常或部分恢复。尤其是对心血管、脑血管系统的良性促动起到了"正本清源"的作用，随着人体运动系统，脊柱生物力学平衡的恢复，为人体各器官的神经传导，血液供应与回流的恢复创造了条件，促进其恢复。焦主任临症核心指导思想是在诊治骨伤疾病时要突出整体观念。此理论贯穿脊柱病诊治全过程，是焦主任学术思想的精髓。

二、骨伤科诊治中推崇手法

此处手法有两层含义，一是指检查诊断手法，一是指治疗手法。

检查手法：骨科触诊在骨伤科的诊断中尤为重要，通过仔细的触摸，了解脊柱的形态，关节、骨骼的结构，"知其体相，识其部位"，明确病因。再经过影像学的进一步确定，验证诊断，进而制订诊疗方案。焦主任临证以手摸心会为主，并借助现代影像学检查，明确病因，分清标本。如：对于所有具有下肢症状的就诊者，他均会亲自检查腰椎的曲度，腰部肌肉僵硬情况等。触摸足部皮温，检查血运。焦主任总强调作为中医骨伤科大夫，不能过分依赖影像学检查，要真正遵循"机触于外、巧生于内、手随心转、法从手出"的骨伤科要旨。

治疗手法概述：对于焦主任治疗骨伤科疾病，尤其是理筋手法，大致可包括以下三部分：即预备手法、治疗手法及善后手法。

预备手法

此步骤手法以滚法和揉捻法为代表，其目的在于舒筋通络，宣通气血，解痉镇痛，使之收到松解痉挛僵硬的患部肌群、促进局部血液循环的效果，同时也为下一步手法的运用打好基础。

【滚法】操作时，患者置于合适体位，术者于患者损伤局部，手呈半握拳状，以小鱼际及手背尺侧为着力面，沉肩、垂肘、立臂、竖掌，肘关节做周期性的伸展与前臂内、外旋转的联合运动，并带动腕关节屈伸与手掌内外摆动，使弓成半圆形的手背在施术部位上做来回滚动的动作。着力点要深，用力要均匀柔和，力量要推进肌肉深部。此手法具有促进血液循环，舒筋活络，解痉止痛，消除肌肉疲劳的作用。以用于头颈根部及双肩部尤为适宜。操作时，要以腕的灵活摆动带动掌指关节部的运动，滚动时腕关节要放松，滚动速度一般以每分钟60~100次为宜，并要有轻重均匀交替、持续不断的压力作用于治疗部位上，着力点必须紧贴皮肤。切忌来回摩擦而造成皮肤损伤。

【揉捻法】操作时，患者置于合适体位，术者于患者损伤局部，用大鱼际、掌根或指面交替在患部（肌肉处）或某一穴位上，自上而下做回旋揉捻，以患者感觉轻微的酸痛，可以忍受为度，做轻柔和缓的环旋运动。其作用力可达皮下组织，也可深达肌层。具有解痉镇痛，松解软组织粘连的作用。指或掌应紧贴皮肤不移、使皮下组织随指或掌的揉动而滑动，不要在皮肤上来回搓动，用力要均匀，速度不宜过快，频率每分钟50~100次，在压痛点可做重点揉捻，时间应稍长一些，一般每侧施同样手法。临床上可分为指揉法和掌揉法两种。指揉法：以手指腹侧面按于某一部位或穴位上，做小幅度的环旋揉动。操作时腕部放松，摆动前臂，带动腕和掌指，揉动时需蓄力于指，吸定在操作部位。指揉法作用面小，力量较深而稳重。掌揉法以掌根部大鱼际为着力点，腕部放松，以腕关节连同前臂作回旋运动，着力面大。具有温经理气，散瘀止痛的作用。本法适用范围较广，头面、胸胁部均可应用。

治疗手法

以颈椎病治疗手法为例。患者取正坐位，术者立于患者身后，稍微侧身。下以右旋为例：用右手或右前臂置于患者颌下，左手托住枕部，轻提并且做颈部旋转运动 2~3 次。目的在于使患者颈部肌肉放松然后上提，牵引颈部，并使其保持中立位，牵引的同时将患者的头颈右旋至有固定感时，右手或右前臂快速发力旋转颈部，此时即可听到一连串的弹响声，一般响声清脆者疗效为佳。之后以同样手法向左侧旋复一次，手法完毕。此手法的要点在于手法的全过程都是在轻度牵引下进行。在应用本手法时，要稳、准、轻柔，不可粗暴。旋转要适度，力量不宜过大。本手法是治疗颈椎病的重点手法。其目的在于分解颈椎小关节的粘连，纠正颈椎关节的错缝，减轻关节的负压，并且可以加宽狭窄的椎间隙，扩大狭窄的椎间孔，使颈椎恢复正常的生理曲度，从而缓解由于颈椎病变对神经根、血管及周围软组织的压迫和刺激而引起的症状。

善后手法

包括拿法、散法、拍击法等。其目的为整理、放松经前两步治疗后的患部肌群，进一步起到解除肌肉痉挛，改善血运，消除炎性反应的作用。

【拿法】用拇指和掌与其余四指的指腹相对用力，在肩部拿捏，拇指做环形运动。此法行 1~2 min。

【散法】用双手掌指挠侧在两侧颈部（肌肉处）交错散之，用力按压之后，手法效果才好。再从上至下到肩部时，改用掌侧散之，对两侧肩背部肌肉也要散到，做 2~3 遍。

【拍击法】即掌拍拳击，以虚掌空拳拍打叩击体表。击打时要求动作有节奏，快慢要适中，蓄劲收提，用力轻巧而有反弹感。做 2~3 遍。

根据患者的不同情况，可在上述手法基础上，加用扣法、抖法及捋顺法等，以患部自觉发热为好，从而完成整个手法。

三、辨病与辨证相结合

"辨病"就是辨别疾病的基本矛盾，以突出的临床特点作为诊断依据，从而确定病名，因此，病名是对疾病全过程、总体性质和内外联系的高度概括。"辨证"即辨识证候，系以辨病为基础，深入分析疾病各阶段所表现出来的证候，得出一个证名，所以"证"是对疾病过程某一阶段或特定时限内的一组症状本质特征的概括，这也是中医论治时最基本的单元。由"辨病"和"辨证"的定义可知，二者含义不同，却有密切的内在联系。辨病，着重于为论治指明方向，通过对疾病有一个全局性的认识，不致被疾病阶段中某些假象所左右，从而在一般情况下对疾病恒守常法进行治疗；辨证，着重于为论治提供依据，及时有效地施以治疗，通常说明的"随症施治"就是这个意思，这不仅可在病情较轻阶段即获疗效，而且能遏制病情由轻变重，正如清代吴尚先的膏药论所说："凡病所聚之处，拔之则病自出，无深入内陷之患；病所经由之处，截之邪自断，无妄行传变之虞"，意即当病邪聚于浅表之时，宜及时以外用膏药治之，此虽论膏药之用，实则体现了"随证施治"的精神，可见，辨病与辨证相结合，目的在于使论治既做到"谨守病机""揆度其常"，又灵活应变，及时施治。因此，二者相辅相成，缺一不可，只有相互结合，才能全面地认识和把握骨病的本质和规律，才能为论治指明正确的方向和提供可靠的依据。

焦主任认为骨伤疾病病情相对明确，临床诊治时既要辨病，又要辨证。只有病证合参，才能选用恰当的方法、适当的方药。临床中他认为应该在中医理论的基础上，合理利用现代医学的方法、检测手段，拓宽延长自己的诊断视野；在中医理论指导下观察、分析疾病内在的病因、病机、演变规律。在诊治脊柱病的过程中，他强调 X 线检查结果，对临床诊断起到了重要的参考作用。通过X 线片示观察脊柱曲度的改变，可以对脊柱的肌肉紧张状态加以间接描述和反映。脊柱的动态平衡有赖于脊柱周围的软组织维持，这些软组织可分为两大组，一组是直接起止于脊柱骨骼的，如腰部的半棘肌、横突间肌、回旋短肌，棘上韧带、黄韧带和前后纵韧带，间接作用于脊柱的有斜方肌、阔筋膜张肌、利状肌、下后锯肌、腹肌。当腰椎间盘突出，所致附着脊柱的软组织动态平衡失调，超出正常的代偿范围，则出现腰部软组织损伤，出现以疼痛为主的临床症状。病人所述病史，往往是"先腰痛，后腿痛"，而出现下肢疼痛的原因是人体补偿调节的结果。人体是一个有机的整体，组织之间运动关系是协同的，腰部一侧的软组织损伤往往引起同侧下肢的软组织损伤而表现同侧下肢疼痛症状，临床查体所见压痛点有规律的分布，更为这种认识提供了依据。压痛点的出现是软组织动态平衡失调的持续牵拉、损伤的结果。针刀闭合松解术是针刀医学的治疗软组织损伤性疼痛的主要方法。焦主任强调在诊断明确，定位精神的基础上，施针刀闭合性松解术，剥离、切割松解病变组织的粘连、挛缩、结疤处，解除这些引起动态平衡失调的病理因素，以恢复软组织的动态平衡和生物力学平衡。以此理论指导临床治疗，对许多软组织损伤引起的疼痛可取得很好的效果。例如腰椎间盘突出症、腰三横突综合征、肩周炎、跟骨骨刺等行针刀术后，疼痛症状即刻解除，这就证明了腰突症疼痛的原因就是软组织损伤。从针刀治疗的疗效上，也证实了动态平衡失调是软组织损伤疼痛的病因、病理的正确性。另外，针刀医学的手法是治疗学中的重要组成部分，针刀医学的手法与传统的按摩、推拿手法不同，它有针对性与目的性，根据病变的软组织，施相应的手法，例如腰三横突综合征行针刀术后，施脊柱过伸过屈手法，跟骨骨刺行针刀术后，施足过度背屈手法，它与针刀闭合性松解术相辅相成，是针刀医学中不可缺少的主要环节。针刀医学是中医学与现代医学的真正结合，是基于动的、辨证的基础来看待问题，因而它对于软组织损伤的病因病理，有着本质性的认识及一套完整的闭合性手术理论。

焦主任强调在辨证施治原则的指导下，有"同病异治"和"异病同治"的法则。如腰椎间盘突出症、第三腰椎横突综合征、急性腰扭伤、腰肌劳损等，尽管这些病有着不同的病因和病理变化，但多由血瘀气滞、脉络闭阻引起，有相同的证，因而辨证施术可用同一治法。但证虽同而毕竟病不同，治疗时又应施以不同手法。即辨病与辨证相结合。另外，他还强调在筋伤疾病的诊疗过程中，要对部位、程度、性质等作出明确诊断，再参考体质健康状况进行辨治，方能避免手法治疗中的意外。这体现了辨证对治疗的指导作用。他还特别强调要找到特定的病变部位及表现，认为这是决定治疗效果的关键。

四、经验特色

内外治相结合，重在外治法。焦主任认为骨伤科病症多病情明确，患者根本病机不外筋骨损伤，治疗时重点在恢复筋骨正常功能。外治法最直接有效作用于患处，效果肯定，往往起到立竿见影之功。但急症、久病者，伴全身症状明显，或病机在肝肾亏虚者，如骨质疏松症，内治法就必须配合使用，方能奏效。

焦主任用药喜用虫药、重在通络：对于风湿性关节炎，关节疼痛明显者，喜用炮山甲攻坚破积；对于血瘀明显者，喜用水蛭粉活血祛瘀；对于类风湿性关节炎，小关节窜痛明显者，喜用蜂房搜风祛毒；对于脊柱、肢体疼痛者，喜用全蝎、蜈蚣通络解痉止痛，重者用乌鞘蛇。焦主任治疗骨伤科疾病注重通络化瘀，理气活血。遣方用药也多遵照此原则，效果显著。

第二章　常见病的诊治

第一节　颈椎病

颈椎病是由于各种内外因素所致的颈椎生理曲线改变，颈椎间盘及关节、韧带等组织的退行性变化，刺激或压迫了颈神经根、脊髓、椎动脉和颈部交感神经而出现的综合症候群。

（一）诊断依据

1. 神经根型：颈痛伴上肢放射痛，颈后伸时加重，受压神经根皮肤节段分布区感觉减弱，腱反射异常，肌萎缩，肌力减退，颈活动受限，臂丛牵拉试验阳性，压头试验阳性。

颈椎 X 线示：椎体增生，钩椎关节增生明显，椎间隙变窄，椎间孔变小。CT 可见椎体后赘生物及神经根管变窄。

2. 椎动脉型：头痛、眩晕、耳鸣、耳聋，视物不清，有体位性猝倒，颈椎侧弯、后伸时，症状加重。

X 线片示：横突间距变小，钩椎关节增生。CT 检查可显示左右横突孔大小不对称，一侧相对狭窄。

3. 脊髓型：早期下肢发紧，行走不稳，如履沙滩，晚期一侧下肢或四肢瘫痪，二便失禁或尿潴留。受压脊髓节段以下感觉障碍，肌张力增高，反射亢进，椎体束征阳性。

颈椎 X 线片示：椎间隙狭窄，椎体后缘增生物。CT 示椎间盘膨出压迫脊髓。

4.交感神经型：眼睑无力，视力模糊，瞳孔扩大，眼窝胀痛，流泪，头痛，偏头痛，头晕，枕颈痛，心动过速或过缓，心前区痛，血压增高，四肢凉或手指发红发热，一侧肢体多汗或少汗等。

颈椎 X 线片示见钩椎增生，椎间孔变狭窄，颈椎生理弧度改变或有不同可以进一步判断对脊髓受压的程度及部位的确定。

（二）证候诊断

1.风寒湿型：头痛或后枕部疼痛，颈僵、转侧不利，一侧或两侧肩臂及手指酸胀痛麻，或头痛牵涉至上背痛，肌肤冷湿，畏寒喜热，颈椎旁可触及软组织肿胀结节。舌淡红，苔薄白，脉细弦。

2.气滞血瘀型：颈项痛如锥刺，痛势缠绵不绝，按之尤甚，痛有定处，夜间加重，伴上肢麻木，头晕、舌体有少许瘀点，舌暗红，苔薄白，脉沉或细涩。

3.痰湿阻络型：眩晕，昏厥头重如裹，肢体麻木不仁，纳呆泛呕，舌质暗红，苔厚腻，脉弦滑。

4.肝肾不足型：头晕，视物模糊或视物目痛，身软乏力，纳差，颈部酸痛，或双肩疼痛。舌淡红或淡胖，边有齿痕，苔薄白而润，脉沉细无力。

（三）治疗方案

1.辨证论治

（1）风寒湿型

【治法】温经活血，祛寒除湿，通络止痛。

【方药】舒筋汤加减。当归、白芍、姜黄、海风藤、海桐皮、羌活、防风、川续断、甘草。

（2）气滞血瘀型

【治法】活血祛瘀止痛。

【方药】黄芪桂枝五物汤。黄芪、桂枝、芍药、生姜、大枣。

（3）痰湿阻络型

【治法】健脾祛痰、活血通络、疏经止痛。

【方药】温胆汤加减。半夏、茯苓、陈皮、竹茹、枳实、生姜、甘草。

（4）肝肾不足型

【治法】强筋壮骨，补益肝肾。

【方药】补阳还五汤。生黄芪、当归、赤芍、地龙、桃仁、红花、川芎。

2. 中药定向药透治疗

根据脊柱查体确定针刺药透部位，先以毫针取督脉、平刺，再采用自拟定向药透贴（血竭、透骨草、元胡、威灵仙、白芷、穿山甲、红花、延胡索等药）贴敷其上，加定向药透雾化罐、行药透治疗1日1次、每次60 min、15天1个疗程。

3. 9d4c，R+R2I；R444 推拿手法治疗：先以滚推法、拿揉等理筋手法放松紧张痉挛的肌肉，时约10 min，后以椎间关节推扳松解法（医者以手拇指顶患侧颈椎棘突旁，另一手抱患者头部，从颈2~7椎分别作头前屈旋转和侧向活动的推扳手法。此法适宜神经根型、椎动脉型、交感神经型颈椎病其颈项活动受限明显者）、抖动肩关节法（医者以手按患肢肩峰部加以固定，另一手握住患肢手指，向下牵直，并轻轻作上下活前后抖动。此法适用于上肢疼痛麻木、肩关节活动受限者），时约10 min。1日1次，每次20 min。合并严重骨质疏松、骨折、感染、出血性疾病等疾病的患者禁做手法治疗。

4. 针刀治疗：取颈肩部痛点、结节粘连点2~3处、局麻后行针刀治疗、1周后可行二次治疗。

5. 中药熏蒸治疗：采用自拟药剂舒经汤（伸筋草、透骨草、羌独活、赤芍、元胡、白芷、川乌、草乌、肉桂、生龙骨、生牡蛎、威灵仙诸药）熏蒸患处 1 日 10 次，每次 30 min，10 日 1 个疗程

6. 牵引：电动枕颌牵引，一次 20 min，根据病变节段和颈部肌肉厚薄不同，设置牵引重量为 7~14 kg，1 日 1 次，10 日为 1 个疗程。

7. 功能操锻炼：常规治疗 10 日后行颈部功能操锻炼、逐步加强颈项肌力、以辅助巩固疗效。

颈椎平衡失调，是颈椎病发病的基本病机，恢复颈椎相对平衡，是治疗颈椎病的重要理论依据。而颈椎生理曲度发生变化，力学结构紊乱又是导致颈椎平衡失调的主要矛盾。紧紧抓住恢复颈椎正常的生理曲度，建立颈椎正常的力学结构，颈椎的内外平衡就可以恢复一致，则颈椎病可获治愈。

颈椎平衡失调后，相应带来颈椎力学结构的改变，造成颈椎受力的不平衡，以及某些着力点的移动，使颈椎的椎间力学平衡受到不同程度的破坏，椎与椎之间运动受力不均，从而造成椎间力学平衡失调，椎间关节失稳，颈椎创伤机会随之增多。处于失稳状态下的颈椎，在外来运动力的作用下，很容易造成颈椎生理曲度发生变化、出现左或右向旋转移位，或前后位半滑脱错位，从而直接压迫或刺激有关神经血管组织，出现相应的临床症状。临床实践发现，几乎没有一例临床症状明显的颈椎病患者，其颈椎是处于正常的生理曲度，即是我们常说的"筋出槽，骨错缝"改变。为此，恢复正常的颈椎生理曲度，解除对有关神经血管组织的压迫和刺激，建立颈椎力学运动中相适应的正常力学结构，使被破坏了的颈椎内外平衡关系重新协调平衡，临床症状即可消失。所以，颈椎生理曲度的正常与否，是颈椎可否发病的主要矛盾，而颈椎内外平衡协调一致，是颈椎力学运动的基础条件，亦是颈椎发病机理的基础。

焦主任以手法整复、针刀松解、牵引、功能锻炼治于颈部肌群和相应组织，恢复颈椎的相对平衡，从而恢复颈椎的生理曲度，解除对有关神经血管的压迫和刺激，颈椎病得以治愈则在情理之中。

　　焦主任在各型颈椎病中最重视脊髓型颈椎病的诊治，他认为在各型颈椎病中脊髓型颈椎病对人体的危害最严重，瘫残率最高，严重者可长期卧床不起。尤以下肢运动障碍更为突出，且多为慢性或隐性发病，颈部症状轻或没有颈部症状，很难和颈椎病联系起来，容易误诊。此型保守治疗难度大，一些偏重病列更适宜手术治疗，但早期病情偏轻者也可获得良好疗效。

　　脊髓型颈椎病的主要病理是椎管容积改变，可因各种急慢性损伤造成颈椎间盘突出，外伤椎管内血肿、椎体内缘骨赘形成、黄韧带肥厚突入椎管、椎体前后位滑脱移位等，直接压迫颈脊髓或对脊髓起束缚作用，也可因脊髓前动脉或后动脉被激压受累造成脊髓血运障碍而发病，还可因椎动脉缺血间接引起脊前动脉供血障碍发病。

　　使用核磁共振成像可早期准确诊断此病，并为可疑患者提供确诊依据。脊髓型颈椎病患者宜早期治疗，避免后期脊髓变性出现不可逆转的情况。脊髓型颈椎病患者下肢症状最先出现，症状最突出，很难想到这是颈椎骨性病变造成的，故很容易出现误诊。其早期表现是下肢无力、行走不稳，进而出现下肢发紧，行走摔跤，进而出现下肢痉挛性瘫痪并发展成为上下肢瘫痪。

　　脊髓型颈椎病感觉障碍主要是肢体麻木，肢体麻木先从下肢开始，逐步向上发展，由于是髓外压迫，不可能把所有神经纤维都阻断，故不出现完全性横断感觉障碍。这种远端麻木也很难同颈椎联系在一起，自然容易误诊。再是由于痛温觉纤维和触觉纤维的分布和受压程度不同，还可出现分离性障碍，即触觉正常而痛温觉明显减退，很容易误诊为脊髓空洞症。

　　脊髓型颈椎病最容易出现共济失调，并有脚踩棉花样的感觉。所以对青少年时期颈外伤或陈旧性颈椎间盘突出者，有下肢无力麻木感和动步发紧或脚踩棉花样感觉者，有向上发展为上肢无力持物不稳者，虽可时好时重均应给予重视，需进行核磁共振检查帮助确诊，以早期治疗。如各种非手术治疗无效，病情又在进行性加重时，应积极考虑手术治疗。焦主任认为保守治疗脊髓型颈椎病的原则是循序渐进，在保证颈椎稳定性的前提下，逐渐的进行颈部肌肉、韧带、关节、曲度的调整，切不可急功近利。否则短期效果显著，远期反而会加速病情变化。

另外交感神经型颈椎病的表现特点是一系列的植物神经功能紊乱症状，可继发相关内脏疾病，特别是周围血管症状突出，复杂性大，临床诊断有很大的困难。因为症状很难和颈椎病相联系，也应难免误诊误治。

在颈椎病治疗的同时，焦主任指出枕头的合适情况，也是长期困扰颈椎病患者的一个重要因素。白天人体的脊椎处于紧张状态，肌肉容易疲劳。夜晚休息时，如果枕头的高度不合适，过高或过低，均会牵扯颈部的肌肉，使之一夜处于紧张疲劳状态，会引起病情的反复或加重。所以，枕头的适合高度是指人体无论在仰卧还是在侧卧时，要保证颈椎与脊柱保持水平，这样才可以使颈部肌肉放松，从而更好地保证治疗效果，减少复发。

第二节　腰椎间盘突出症

腰椎间盘突出症是在腰椎间盘退变的基础上，由于外伤、劳损、感受风寒之邪，纤维环破裂，髓核位置改变，刺激或压迫周围神经等组织引起的以腰腿痛为主的一种病变。《诸病源候论》云"役用伤肾，是以腰痛"，中医认为此病属"痹证"范畴。

（一）诊断依据

1. 有腰部外伤、慢性劳损或受寒湿史。大部分患者在发病前有慢性腰痛史。

2. 常发生于青壮年。

2. 腰痛向臀部及下肢放射，腹压增加（如咳嗽、喷嚏）时疼痛加重。

4. 脊柱侧弯，腰椎生理弧度消失，病变部位椎旁有压痛，并向下肢放射，腰活动受限。

5. 下肢受累神经支配区有感觉过敏或迟钝，病程长都可出现肌肉萎缩直腿抬高或加强试验阳性，膝、跟腱反射减弱或消失，踇趾背伸力减弱。

6. X 线摄片检查：脊柱侧弯，腰生理前凸消失，相邻边缘有骨赘增生。CT、MRI 检查可显示椎间盘突出的部位及程度。

（二）证候诊断

1. 血瘀证：腰腿痛如刺，痛有定处，日轻夜重，腰部板硬，俯仰旋转受限，痛处拒按。舌质暗紫，或有瘀斑，弦脉紧或涩

2. 寒湿证：腰腿冷痛重着，转侧不利，静卧痛不减，受寒及阴雨加重，肢体发凉，舌质淡，苔白或腻，脉沉紧或濡缓。

3. 湿热证：腰部疼痛，腿软乏力，痛处伴有热感，遇热或雨天痛增，活动后痛减，恶热口渴，小便短赤，苔黄腻，脉濡数或弦数。

4. 肝肾亏虚证：腰酸痛，腿膝乏力，劳累更甚，卧则减轻，偏阳虚者面色㿠白，手足不温，少气懒言，腰腿发凉，或有阳痿，早泄，妇女带下清稀，舌质淡，脉沉细。偏阴虚者，咽干口渴，面色潮红，倦怠乏力，心烦失眠，多梦或有遗精，妇女带下色黄味臭，舌红少苔，脉弦或细数。

（三）治疗方案

1. 辨证论治

（1）血瘀证

【治法】活血祛瘀止痛。

【方剂】身痛逐瘀汤加减。桃仁、红花、当归、川芎、没药、秦艽、独活、甘草。

（2）寒湿证

【治法】温经散寒止痛。

【方剂】独活寄生汤加减。独活、寄生、杜仲、川牛膝、威灵仙、细辛、防风、川芎、当归、甘草。

（3）湿热证

【治法】清热利湿止痛。

【方剂】四妙丸加减。川牛膝、薏苡仁、苍术、黄柏、防己、忍冬藤、独活、川芎。

（4）肝肾亏虚证

【治法】调补阴阳，补益肝肾。

【方剂】偏阳虚者可用金匮肾气丸：熟地黄、山药、山芋肉、泽泻、茯苓、丹皮、桂枝、附子。

肾虚证偏阴虚者可用六味地黄丸：熟地黄、山药、山芋肉、菟丝子、枸杞子、怀川牛膝、鹿角胶。

2. 中药定向药透治疗：根据脊柱查体确定针刺药透部位，先以毫针取督脉、华佗夹脊穴平刺，再采用自制药透贴（血竭、透骨草、威灵仙、白芷、穿山甲、红花、延胡索等药）贴敷其上，加定向药透雾化罐行药透治疗1日1次，每次60 min，15天1个疗程。

定向药透治疗根据脊柱查体确定针刺药透部位，采用中药定向药透1日1次，每次60 min，15天1个疗程。

3. 推拿手法治疗：先以滚、揉、压等理筋手法予以放松腰背肌肉，约10 min，然后以侧扳、旋转等手法以调整腰椎曲度、侧弯、旋转及小关节的改变，恢复腰椎的正常序列，约10 min。1日1次，每次20 min。合并严重骨质疏松、骨折、感染、出血性疾病等的患者禁做手法治疗。

【滚法】术者于腰背部督脉和足太阳膀胱经，自上而下施行滚法，直至承山穴以下，反复3次，重点在下腰部可反复多次。

【按压法】术者双手交叉，有手在上，左手在下，以手掌自第1胸椎开始，沿督脉向下按压至腰骶部，左手在压按时稍向足侧用力，反复3遍。再以拇指点按腰阳关、命门、肾俞、环跳、承山、委中等穴。

以上手法可作为治疗腰椎间盘突出症预备手法和善后手法。具有舒筋活络，调和气血，缓解肌肉痉挛的目的。

【俯卧扳肩法】患者俯卧，术者一手按住腰部，另一手抓住肩部，将肩扳到后伸位不能后伸时，推按腰部之手突然用力下按，有时可听到弹响声，左右各1次。

【斜扳法】患者侧卧，卧侧下肢伸直，另一下肢屈曲放在对侧小腿上部。术者站在患者背后，一手扶住患者髂骨后外缘，另一手扶住患者肩前方，同时拉肩向后，推髂骨向前，使腰部扭转，有时可听到或感觉到"咔哒"响声。

以上手法为焦主任针对本病常用的治疗手法，焦主任指出这些手法应根据病人实际情况选用，不一定对每个病人或每一种手法都选用。施行上述手法时一定要取得患者的密切配合，使其充分放松，才能获得良好效果。

4.中药熏蒸治疗：采用自拟中药剂舒经汤（伸筋草、透骨草、羌独活、赤芍、元胡、白芷、川乌、草乌、肉桂、生龙骨、生牡蛎、威灵仙诸药）熏蒸患处1日1次，每次30 min，10日1个疗程。

5.针刀治疗：根据不同证候取患部痛点、结节粘连点2~3处、局麻后行针刀治疗、1周后可行二次治疗。

6.一般治疗

（1）急性疼痛期应卧硬板床休息，并在活动时佩戴腰围保护。疼痛缓解后，可加强腰背肌功能锻炼。

（2）牵引治疗：常用骨盆牵引法。根据患者体重、体质、病情选择合适重量，牵引重量宜从小剂量开始。根据腰椎曲度改变程度大小分别采用不同体位（仰卧位、俯卧位）行腰椎牵引。一次20 min，1日1次，10日为1个疗程。疼痛明显、腰肌紧张、腰椎侧弯明显者慎做牵引。

7.功能操锻炼：常规治疗10日后行功能操锻炼、逐步加强腰腹肌力，以辅助巩固疗效。

腰椎间盘突出症患者临床就诊时主述各种各样，同样是腰椎病变，产生的症状却不相同。有些病人甚至以足趾疼痛，跟痛，膝痛就诊，临床如果不辨病，单纯在痛点施治，不整体考虑，就会贻误治疗，拖延病情。如果再没有统一的诊治标准，哪里疼痛就检查，治疗哪里，更会影响疗效，增加费用。《灵枢·经脉》"脊痛，腰似折，髀不可以曲，腘如结，踹如裂"。焦主任认为由于病人的个体差异和疾病的发展变化，一种疾病在临床上的表现往往呈多样性，因此必须在辨病的基础上结合病人的具体情况，进一步分期论治。

腰椎间盘是整个腰椎负重功能中最为关键的部分，可以减缓腰椎的冲击并吸收震荡，将承受的压力向各方向分散，所以容易发生损耗，最先发生退变，进而影响腰椎的稳定性。焦主任认为腰椎间盘突出症发病的根本原因是腰椎的力线平衡改变，导致腰椎动力、静力相对平衡打破，所以治疗的根本就是恢复腰椎正常生物力学平衡。以此为根据，焦主任将腰椎间盘突出症按照腰椎的退变程度分为三个期，早期轻度退变期、中期失稳期、后期畸形稳定期。

早期以肌肉软组织退化为重点，出现腰痛，活动受限，下肢症状多较轻，影像学表现椎间盘脱水改变不显著，此期经积极治疗，预后多良好。中期以腰椎出现不稳定，腰及下肢症状反复迁延，下肢出现麻木，无力症状，影像学表现腰椎侧弯，滑脱，椎间隙塌陷，狭窄。此期临床最为常见，也是治疗的难点、重点。后期出现侧弯，后弓畸形，活动度明显较小，相邻髋关节、膝关节出现症状，相反腰部症状消失，下肢以酸麻、无力为主。影像学表现腰椎增生明显，形成骨桥，椎体融合，伴发椎管狭窄。

对于三期的治疗重点不同，早期以松解肌肉，改善腰椎曲度为主。中期以增加椎体相对稳定性为主，需要较多治疗互相配合，此期重视功能锻炼。后期以局部治疗为主，不建议大范围松解，只对可能引起症状的局部病因进行纠正。

《内经》：病生于不仁，治之以按摩醪药，痿厥寒热，其治宜导引按蹻。焦主任对于腰椎间盘突出症的治疗推崇以外治为主，常用手法推拿，针刀治疗，中药定向透入，腰椎牵引，佩戴腰围，卧床休息，功能锻炼等。从腰椎间盘突出症的临床症状归类，它属于督脉和足太阳膀胱经两经气血运行失调所致，运用手法、针刀等治疗，可使此处经络气血得以舒通，则骨正筋柔，其痛自止。通过综合治疗恢复腰椎的正常生理曲度，纠正腰椎生物力学平衡紊乱，恢复腰椎力线的相对平衡状态，进而缓解神经根的刺激，使椎间盘内压力降低，促使髓核还纳及纤维环的修复。焦主任提倡早期通过弹压、侧扳、踩跷等手法恢复腰椎正常生理曲度，纠正腰椎间盘髓核后突趋势，使之与神经根的关系改变，进而减轻压迫，缓解症状。他常教导，对于此病的早期应积极治疗，切不可单纯以改善症状为目的。对于后期患者，焦主任推荐针刀松解胸腰段脊上韧带及椎旁小关节，他认为后期患者多年龄较大，基础病变多，针刀治疗可以用最小创伤，产生最大疗效，且治疗针对性强，可明显缩短疗程。在临床治疗的同时，焦主任对每位就诊患者强调生活、工作不良习惯的纠正。叮嘱发病期不可坐、卧沙发，日常不睡软床，减少弯腰、负重，坚持腰部功能锻炼。

同时焦主任认为，治疗之外的腰部练功疗法是本病取得良好疗效的另一关键环节，是腰椎间盘突出症防治中不可缺少的组成部分，也是腰椎间盘突出症康复过程中进行自我锻炼的一种方法，与手法治疗、药物治疗、理疗等方法占有同等重要的地位。而在临床中常被患者，甚至部分医生忽视。练功疗法，古称"导引"，它历史悠久，历代都受到普遍重视。如早在《黄帝内经·素问》中就已出现"导引"这个名词，以后历代文献也都有记述。练功疗法是通过各种主动的运动，锻炼肌肉，滑利关节，促使肢体康复的一种疗法。练功疗法的最大特点是患者能自我积极主动地参与治疗过程，有利于调动患者治疗的主观能动性，增强战胜疾病的信心。在腰椎间盘突出症的防治中有着不可忽视的作用。焦主任认为其作用见如下几点：

（1）在腰椎间盘突出症的急性发作期，练功疗法主要是采用适应性牵拉运动和放松运动相结合的体育运动来缓解腰部肌肉痉挛，起到推动气血流通，改善血液循环，达到促进炎性渗出吸收、神经根水肿消散、防止神经根粘连的作用。主要是指导患者直腿抬举收腹、5 点法腰背肌锻炼即仰卧，以枕部、双肘、双足跟为支点向上挺胸，尽量使腰和背离开床面。

（2）在腰椎间盘突出症的缓解期，练功疗法主要是进行加强腰背肌力量和改善腰腿功能的锻炼。指导倒走、前后踢腿，继续行 5 点法腰背肌锻炼、直腿抬举收腹训练及飞燕式训练（俯卧位，两下肢并拢，双手分开置于身侧并同时抬起伸直的双下肢及抬头挺胸、双手后举）。每次 30 min，2~3 次 / 天。如能长期坚持这种锻炼，就能使腰背肌强壮有力，起到代替腰围的作用，并可以纠正腰部不良姿势，增强腰椎的稳定性，预防腰椎间盘突出症的复发。

（3）腰椎间盘突出症的患者病史较长，多数患者都有不同程度的肌力下降，腰背肌力量减弱或不平衡。局部的练功疗法可以通过自主的活动加强肌肉的收缩能力，从而达到治疗和防止肌肉萎缩的作用。

（4）练功疗法在配合其他治疗腰椎间盘突出症的方法中起着重要的辅助作用。在手术和手法复位、牵引结束，患者又充分卧床休息后，适当进行练功，可加强腰背肌和后纵韧带的力量，为进一步治疗腰椎间盘突出症，解除压迫症状，创造了有利的条件。对巩固疗效、降低复发率有着重要的作用。

练功原则：先慢后快，先小幅度后大幅度，先局部后整体，先轻后重，循序渐进，持之以恒。锻炼初始对患者进行示范、指导，使其掌握正确的方法，疗效的维持与练功成正比。

科学合理的练功可促进损伤组织的修复使肌肉恢复平衡状态，改善肌肉萎缩、肌力下降等病理现象，有利于纠正不良姿势，鼓励继续练功，以增强腰背肌力量。练功疗法应循序渐进，持之以恒，避免弯腰取物，如需弯腰应保持上身直立下蹲再取物。禁忌腰椎旋转时弯腰，保持脊柱直立。另外，寒冷天气腰部应注意保暖。

腰椎间盘是人体组织中最易发生退行性变的部位。腰椎间盘突出后破坏了原来脊柱及椎间力的平衡，造成脊柱内外平衡失调。练功疗法是腰椎间盘突出症后期康复的主要措施。练功疗法可增强腰背肌力，纠正不良姿势，改善腰背柔韧性和调整局部肌肉的张力，特别是对脊柱内外平衡起到较好的保护作用，有助于恢复脊柱的生理曲度，促进损伤组织的修复，改善肌肉萎缩、肌力下降等病理现象，使腰背肌起着肌肉夹板作用，有利于恢复腰背肌的功能。

第三节　寰枢关节紊乱

我们在临床中常发现有一些以头痛、眩晕为主症的颈椎病患者在经过系统治疗后颈项部疼痛等症状已缓解，但头痛、眩晕症状无改善。经焦主任多年研究和总结其他医师的经验考虑以上患者主要与寰枢关节紊乱有关。

寰枢关节紊乱患者有时症状不典型，有的症状又与颈部无明显关系，使这类患者被忽略，而致漏诊或误诊。寰枢关节紊乱起病原因除少部分有明显外伤史外．据统计约80%无明显诱因，常患病于不自觉中，因此未能及时妥善诊治。由于寰枢椎相对位置发生旋转、偏移或倾斜等微细改变，使椎动脉受到不同程度的牵拉、扭曲或压迫，造成供血不足，当头颈转动或某些动作对椎动脉的影响超过其代偿限度时，即可突然诱发症状，而呈现病态。这些解剖位置的改变，也可影响交感神经，从而出现其支配范围的血管紧张性改变，出现头痛、血压异常以及头部器官如眼、耳等功能紊乱，或影响内脏系统的功能。寰枢椎相对位置改变，并处于一种"咬锁"状态，难以自动复位，故在不同条件影响下，症状可时轻时重，时隐时现，反反复复。

（一）临床表现

症状主要以头痛、眩晕为主

1.眩晕轻重不一，可突然发生，也可持续较长时间。眩晕是本病的主要症状，常是患者就诊的主因。

2.头痛是仅次于头晕的另一头部症状，常表现为偏头痛、后头痛或头部发麻。头晕与头痛可以并存，但更多的表现为交替发作，偏头痛高达70%以上，以女性最多，可能与社会职业、家务劳动姿势有关。

【体征】

1. C2棘突偏歪是本病主要体征，触诊可得棘突不同程度地偏向一侧，该侧椎旁胀满，此征触诊检查与X线片示对照符合率高，故熟练地触诊，可作为诊查本病的重要手段。

2.棘旁压痛多在C2棘突偏向的一侧旁压痛，部分人双侧均有压痛，但偏向侧多较明显，少数人在棘突偏向对侧压痛，无放射。发病时多伴有该侧颈肌紧张、压痛。

3.活动受限发病期可因转头疼痛，而致活动受限，非发病期则活动自如，无明显活动障碍。

4.转头或改变体位时症状加剧或突然诱发，主要为头晕、枕后痛或偏头痛、发麻等。

【影像学检查】凡疑诊本病的患者，必须拍开口位片，多可见C1C2解剖位置关节失常。95%以上的患者有异常表现。其表现有：

1.齿状突居中，与寰椎两侧块之间隙基本对称，棘突偏向一侧。

2.寰齿间隙不对称，齿状突偏向一侧，棘突偏向对侧。

3.寰齿间隙不对称，齿状突和棘突向同侧偏移，齿状突的纵轴偏离寰椎两侧块外下角连线的垂直平分线。

4.齿状突向一侧倾斜，其纵轴与寰椎两侧块外下角连线的垂直平分线互成夹角，双侧寰齿间隙形成一侧上宽下窄，另一侧上窄下宽，双侧寰枢关节实关节间隙也出现相应的变化，齿状突倾向侧较宽，而另一侧较窄。

5. 有的人寰枢关节突关节面宽窄失调，不偶合；有的左右关节面倾斜度不对称；有的寰枢关节间隙明显变窄，这些改变均可成为寰枢关节不稳的潜在因素。

【治疗】

1. 手法复位是本病的主要治疗方法。实践证明，熟练的颈椎触诊，既可作为本病的主要诊查方法，也是治疗的依据，即通过手法复位以纠正棘突变化，使寰枢椎的关系恢复正常。复位手法可根据不同类型的改变，而采用不同的手法。法复位有操作方便快捷、安全、痛苦小、见效快、疗效高等特点。

患者端坐矮凳上，全身放松，术者站于其后，视患者棘突偏向哪一侧而决定操作方法，例如棘突偏向左侧，术者用右手拇指扶按棘突之左旁，控制患者将头微向前屈，使前上颈椎处的皮肤有拉紧感为度，再俯身用胸部压住患者头部，使其保持于此角度。术者左手屈肘，用肘弯勾托患者下颌部，用前臂及手抱住患者头面部，即将患者头部用胸部、肘弯、前臂及手抱挟，以便协调控制头部，使之在保持一定前屈角度下作旋转活动。嘱患者身体不动，头颈放松，并随术者之带动而转向左侧，当转至最大限度时，术者再用一巧劲，使患者头部继续向左超限转动，同时用右手拇指向对侧推拨棘突，即可感到颈椎被推动和发出的响声，再将头颈部复回中立位，检查复位效果，若复位不完全，可再用手法纠正复位，若已复位，则顺作颈部按摩，放松软组织，使其恢复。棘突向右偏时，操作方法同上，唯方向相反。总的来说，复位是本病治疗能否彻底的关键，其他治疗方法则是复位后迅速、完满康复的保证。

2. 中药定向透入治疗；根据脊柱查体确定针刺药透部位，先以毫针取督脉、颈夹脊穴平刺、再采用自制药透贴（血竭、透骨草、威灵仙、白芷、穿山甲、红花、延胡索等药）贴敷其上，加定向药透雾化罐行药透治疗1日1次、每次

60 min。

3. 颈椎牵引：电动枕颌牵引，1 次为 20 min，设置牵引重量为 4~6 kg，1 日 1 次，7 天为 1 疗程。

4. 小针刀松解：取颈肩部痛点、结节粘连点 2~3 处、局麻后行针刀治疗、1 周后可行第 2 次治疗。常见松解部位寰枕筋膜、头夹肌、肩胛提肌、项韧带。

5. 口服中药汤剂：

【治法】健脾祛痰、活血通络、疏经止痛。

【方药】以温胆汤合黄芪桂枝五物汤化裁：半夏、茯苓、陈皮、竹茹、枳实、黄芪、桂枝、白芍、生姜、甘草、大枣。

上述方法治疗 2~3 周为 1 个疗程。

焦主任通过临床大量病例诊治发现，大部分颈性眩晕患者颈椎张口位片伴有寰枢椎关节紊乱，通过治疗纠正寰枢椎关节，患者眩晕症状即可消失。寰枢椎关节是颈部活动范围最大的关节，椎动脉从第二椎横突孔穿出，向后绕过寰椎侧块，经枕骨大孔入颅内。由于寰枢椎位置发生改变，使椎动脉牵拉、扭曲、压迫，造成供血不足，当头颈部活动时超过其代偿限度，即可突然发病。根据上述理论，颈部中药定向透入、手法复位均是以纠正寰枢椎关节为目的。其中中药定向透入针刺部位以双侧风池穴、风府穴、双侧大柱穴为主，这些穴位解剖结构为寰枕筋膜、头夹肌起点、肩胛提肌起点。它们都是引起寰枢椎关节紊乱的重要结构。手法治疗应在常规治疗的基础上进行，应注意手法力度，因人施宜。对于病程较长，局部粘连、增生明显者，不可强行施以扳法，应在针刀松解配合治疗下进行。急性期患者可能无法耐受颈椎牵引，可待眩晕症状减轻后再进行。经临床观察，颈椎牵引可有效防止眩晕的复发。焦主任认为针刀治疗颈性眩晕重点在于环枕筋膜松解，寰枢椎紊乱常伴发环枕筋膜挛缩，此类患者单纯依靠手法复位不易成功，需行针刀松解后再行手法复位，可明显提高成功率。针刀需和进针部位骨平面垂直，刀口线和棘突线平行。如此才可安全操作。焦主任认为本病发病病机多从痰、瘀。故以温胆汤理气化痰，以黄芪桂枝五物汤和血祛瘀，两方合用共奏化痰祛瘀之效。针对急性颈性眩晕病人，无法坚持常规治疗，焦主任采用卧位手法提拉寰枢椎关节复位法，给予治疗，效果明显。方法如下：患者取仰卧位，术者紧靠床头。患者头部放在术者腹部，使胸背部以上与床面呈前倾位（前倾角 >45°），颈部与胸椎呈 15° 前倾，术者双手紧扣于患者下颌部（可垫一条软毛巾，使其不滑动），行颈椎左右旋转至最大角度后前屈曲位提拉，在提拉过程中可，以患者自觉某一角度症状减轻处作定位持续牵引。

焦主任认为寰枢椎关节紊乱手法复位治疗可起到关键作用；颈部中药定向透入使颈部肌肉放松，可协助手法复位成功，巩固复位效果；颈椎牵引早期会加重眩晕症状，但有利于关节紊乱恢复；针刀治疗对于病程较长患者可缩短疗程，补充手法治疗不足；口服中药汤剂可减轻因眩晕引起全身症状，缓解焦虑情绪。各种方法协同作用，医者根据患者情况调整治疗方案，可在短时间内缓解症状，减少复发。

第四节　膝关节骨性关节炎

膝关节骨性关节炎是一种常见病，多发病，发展过程隐匿，是影响中老年人运动以及慢性残疾的首要原因。膝关节骨性关节炎属于骨性关节炎的一种，又称为膝关节退行性骨关节病、退行性关节炎、肥大性关节炎、增生性关节炎等，是骨伤科临床的常见病。随着年龄的增大其发病率越来越高，危害性越来越大，严重影响中老年人的生活质量。其主要病理特点为多种致病因素引起的关节软骨完整性破坏，软骨下骨组织硬化，关节软骨及边缘骨赘形成，以及滑膜的炎性病变，导致关节囊挛缩，关节间隙狭窄，畸形出现，最终影响行走活动。膝关节肿胀、疼痛、僵硬、畸形及关节功能活动受限是其主要的临床症状。

焦主任认为跌扑损伤后，骨断筋折，发生了骨与关节的正常结构改变，关节力线偏移、结构错位，肌肉短缩扭曲，恢复后的骨与关节的结构较之前发生了改变，致使肢体的整体力线失衡、偏移，关节畸形失去了对称性，关节活动功能失调，从而留下了关节疼痛、屈伸活动受限等后遗症。肢体的整体力线发生了偏移、失衡不稳，日久就会引起关节囊以及周围韧带的粘连、挛缩，从而导致关节过早的发生软骨退变，进一步加重了关节形态的改变和疼痛程度。在骨科的日常门诊工作中常常发现曾有过膝关节损伤的病人，发生骨性关节炎的时间较年龄大为提前，因此焦主任告知我们在临床工作中对膝关节创伤的治疗要尽可能恢复关节结构的力线，从而延缓骨性关节炎的进程。

膝关节如果负重过度或者由于外伤使解剖关系发生改变，均可使膝关节受力不均，则易发生膝关节骨性关节炎。肢体先天发育失常或者骨断筋伤之后，改变了骨与关节的正常结构，恢复后的关节结构较受伤之前发生了很大的改变，关节畸形左右不对称，关节错位，偏歪，肌肉挛缩，导致关节应力失去平衡，关节出现非正常力线负重和异常机械磨损，负荷过度同样会出现非正常力线负重和异常机械磨损，引起关节功能的改变或异常，进一步引起关节疼痛、屈伸不利——此为不正则痛。临床治疗早期年轻的膝关节骨性关节炎患者，采取股骨髁上截骨术或胫骨高位截骨术都获得了满意的临床疗效，其机理就是矫正下肢力线，恢复正常的关节应力。这从而证实了关节应力失衡在膝关节骨性关节炎发病中起着重要的作用。

焦主任指出膝关节骨性关节炎的主要症状是疼痛；其次是关节活动不利，僵硬挛缩，伸直和屈曲活动受限；再次为关节肿胀、晨僵、酸痛困重，患膝膨大变形，晨起和久坐站起时均有关节凝滞不利僵硬感，经活动后此种不适感可减轻；再其次为关节肿大变形，外翻畸形表现为"K"型腿或"X"型腿，内翻畸形则多表现为"O"型腿，多见于后、晚期的病人，膝关节发生了严重的变形，影响了行走活动。

（一）诊断依据

【病史】可无明显病史，也可有慢性劳损或外伤病史。

【症状】膝关节活动时有摩擦音、疼痛，肿胀，活动受限。

【体征】可有髌骨研磨试验阳性，髌周压痛阳性，股四头肌萎缩，关节肿大或者屈曲挛缩甚至僵直。

【影像学检查】膝关节X线检查可见关节间隙狭窄，髁间棘增生，关节边缘骨赘，关节面下骨板硬化，关节内游离体形成等。

（二）中医证候诊断

肝肾不足、筋脉瘀滞证：膝部隐痛、空痛或刺痛，痛处固定，腰膝酸软，头晕眼花，耳鸣，夜尿频多，舌淡紫，苔薄白，脉细弱或细涩。

脾肾两虚、湿注骨节证：膝部冷痛，沉重，遇寒痛增，畏冷肢凉，苔白滑或润，脉沉细。

肝肾亏虚、痰瘀交阻证：膝部胀痛，关节肿胀，局部不红，头晕，苔腻，脉沉弱。

（三）治疗方案

中医药疗法治疗膝痹病的思路为以病证结合、复法施治、防治并重为治疗基本原则。

1. 一般治疗

（1）健康教育：使患者了解本病的治疗目的与原则、锻炼方法，以及药物的用法与不良反应等。

（2）患膝保护：肥胖患者应减轻体重。应避免长时间的站立、跪蹲和剧烈的体育锻炼。严重可利用手杖、步行器等协助活动。注意膝部保暖。

2. 辨证论治

（1）肝肾不足、筋脉瘀滞证

【治则】补益肝肾，通络止痛。

【方药】六味地黄汤加减。熟地黄、山药、山芋肉、泽泻、茯苓、丹皮。脉络不通者可加鸡血藤、穿山甲、红花等活血通络药物。

【中成药】可酌情使用六味地黄丸等

（2）脾肾两虚、湿注骨节证

【治则】补肾健脾利水，燥湿通络宣痹。

【方药】除湿通痹汤加减。脾肾亏虚严重者可加熟地黄、山药、龟胶等以健脾益肾，关节肿胀明显者加萆薢、姜黄等以利水通络。

（3）肝肾亏虚、痰瘀交阻证

【治则】补益肝肾，化痰祛瘀。

【方药】左归汤加减。熟地黄、山药、山芋肉、菟丝子、枸杞子、怀川牛膝、鹿角胶。

痰湿重者则加天胆南星、半夏、茯苓等以化痰，瘀重者则加丹参、红花、苏木、川芎等以祛瘀。

（三）外治法

1. 中药定向药透：根据查体确定针刺药透部位，先以毫针在患膝部平刺、再采用自拟定向药透贴（血竭、透骨草、元胡、威灵仙、白芷、穿山甲、红花、延胡索等药），贴敷其上，外加定向药透雾化罐、行药透治疗 1 日 1 次、每次 60 min、15 天 1 个疗程。

2. 推拿治疗：膝关节、股四头肌、腘绳肌、腓肠肌等部位取穴。先以理筋手法放松，再用剥离手法、点穴手法对股四头肌腱、髌韧带以及髌骨周围的韧带和软组织进行推拿按摩 20 min，然后做膝关节拔伸牵引并屈曲，1 日 1 次，

10次为1个疗程。

3.中药热熨疗法：采用科室自制热熨外敷包（羌独活、川椒、赤芍、皂角、元胡、白芷、川乌、草乌、干姜、肉桂、生龙骨、生牡蛎、冰片、威灵仙诸药）置布袋上笼蒸热外敷膝部，1日2次，10次为1个疗程。

4.小针刀治疗：取患膝痛点、结节粘连点2~3处、局麻后行针刀治疗、针刀治疗一般1~2次，间隔7~10日。

5.中药熏蒸治疗：采用自拟药剂舒经汤（伸筋草、透骨草、羌独活、赤芍、元胡、白芷、川乌、草乌、肉桂、生龙骨、生牡蛎、威灵仙诸药）熏蒸患处1日1次，每次30 min，10日1个疗程。

膝关节骨性关节炎有着早、中、晚期的不同发展阶段，焦主任根据中医整体辨证论治的原则，结合骨伤科的解剖知识，认为膝关节骨性关节炎的治疗除整体辨证治疗外，还要随着病情的不同发展阶段采用相应的治疗方法，如中药热包外敷，针对性的手法按摩和小针刀治疗，极大地丰富了骨伤科的治疗手段，大大提高了临床疗效。

（四）整体与局部兼顾的治疗原则

在中医整体辨证论治的原则下，焦主任认为膝关节骨性关节炎的发生不单单是局部的表现，还应是全身整体的病理变化在局部的集中反映，故此在治疗膝关节骨性关节炎时要遵循整体和局部兼顾的原则。

整体与局部兼顾的原则体现在治疗膝骨性关节炎局部症状时，还应该重视调整整体脏腑的功能，只要全身脏腑功能调顺通畅，膝关节局部的症状就能得到改善。"有诸内必形诸于外"，膝关节骨性关节炎的局部症状是全身五脏六腑、阴阳气血整体功能紊乱所导致的局部反映。中医传统观点认为，关节屈伸功能，依赖于筋的柔顺，因筋主束骨利关节，是连接肌肉、关节，专司运动的组织。然筋为肝所主，全身筋的收缩活动依赖于肝的滋润。如肝藏血功能不足，筋骨濡养不利，在膝部就会表现为关节屈伸不利。故此膝骨性关节炎的病人出现了关节屈伸不利，其中膝的屈伸不利是表面现象，而实质是肝肾的不足。在治疗上就要根据这一原则，采取"急则治其标"以柔筋解痉，缓急止痛，待疼痛缓解后则应采取"缓则治其本"的方法以补益肝肾，柔筋养血来达到滑利关节，改善膝关节屈伸活动不利的目的。

（五）内外同治的综合治疗原则

膝关节骨性关节炎发病原因不同，临床表现各异，没有单一的方法能包治百病，只有采取多种方法综合治疗才能取得最大的临床效果。焦主任治疗膝关节骨性关节炎时，善于采取内服中药汤剂、局部热包外敷、中药定向药透、手法按摩、小针刀治疗等多种手段综合治疗。临床上膝关节骨性关节炎患者首次就诊的原因都是因为膝关节疼痛，肿胀，行走活动不利，这些症状都集中在膝关节局部，故给予膝关节局部治疗就能取得良好的效果。首先采用中药热敷，或中药定向药透等理疗，或用按摩手法以理顺筋骨，或用小针刀治疗以松解周围肌肉软组织，同时配以中药汤剂内服以调理与膝关节密切相关的肝、脾、肾等脏腑功能，以体现整体与局部兼顾的原则，往往取得了较好的效果，这是焦主任治疗膝关节骨性关节炎最常用的方法。对于膝骨性关节炎晚期的患者，出现了膝关节的严重变形、行走活动能力丧失，焦主任认为单纯药物治疗已不能奏效，认为传统手术或小针刀手术治疗才是最切实有效，避免患者乱花钱的方法。焦主任认为对膝关节骨性关节炎的早、中、晚3个不同阶段采用不同的方法治疗，不仅能减轻患者的疼痛，改善膝关节的屈伸活动功能，而且能够降低患者的医疗费用的同时提高患者的生存质量。

焦主任从事中医骨伤科临床工作30余年，在治疗膝骨性关节炎方面有着丰富的诊疗经验，处方用药有着自己独特的风格，用药配伍精当、味少，力专、效宏，多以补益肝肾、强筋壮骨、益气活血治其本，温经散寒、祛风除湿、活血止痛治其标。内服常用方为舒膝汤加减，方药组成：熟地黄 12 g、当归 12 g、土鳖虫 12 g、金毛狗脊 30 g、鳖甲 15 g、威灵仙 15 g、川牛膝 12 g、独活 12 g、太子参 15 g、补骨脂 12 g。随证可加用益气健脾的黄芪、白术，温经散寒的附子、干姜、肉桂；祛湿消肿的薏苡仁、蔻仁、苍术、泽泻、苍术、藿香；活血化瘀的桃仁、红花、乳香、没药、灵脂与虫类药；豁痰通络的半夏、僵蚕、胆南星；缓痛解挛的木瓜、芍药、甘草；补肝益肾的鹿角胶、龟板等血肉有情之品。

外用则以自拟的外用Ⅰ号方装袋加热外敷，方药组成：伸筋草 30 g，透骨草 30 g，赤芍 15 g，制川乌 10 g，制草乌 10 g，川牛膝 12 g，木瓜 15 g，威灵仙 30 g，苏木 30 g，乳香 12 g，没药 12 g，羌活 10 g，红花 15 g，独活 15 g，刘寄奴 30 g，白芷 30 g，半夏 30 g，桑枝 30 g，青椒 30 g，元胡 15 g，熟大黄 30 g。上药装入布袋，放笼屉上蒸热，外敷患膝，1 天 2 次，每次 1 h。

焦主任多年来基于中医骨伤科理论及中医辨证论治的原则，结合骨科系统相关疾病的独有特点，指出骨伤科疾病不单单是局部的表现，还应是全身整体的病理变化在局部的集中反映，且局部病变占主导地位，针对局部的痛点辨证施术，给予推拿按摩治疗或局部小针刀手术治疗。

1. 手法经验

在膝关节骨性关节炎治疗中焦主任强调对膝骨性关节炎行手法治疗能促进膝关节的局部血运，降低骨内高压，纠正关节的不良力线，改善关节活动障碍，阻断膝关节软骨进一步退变，还可扩大关节间隙，减少了滑膜炎性渗出和膝关节周围肌腱、韧带粘连、挛缩，延缓膝关节退变进程。在局部施以手法治疗的临床疗效有时要明显超过口服药物的临床疗效。

焦主任治疗膝骨性关节炎的手法主要以松解膝周软组织、穴位点按痛点、提捏揉拿髌骨、拔伸活动关节等手法为主。具体手法：患者仰卧，术者先用轻手法按揉膝关节周围数分钟后，再重点揉捏点按痛点及内、外膝眼，血海，梁丘等穴位，然后，术者双手夹持髌骨，从上下左右等方向推、按、提、拿并用力抓髌骨上提，以松解髌骨活动度。最后术者一手握住踝关节，另一手拿住膝关节上方，内旋或外旋摇转膝关节的同时拔伸屈曲膝关节。上述手法1日1次，15天为1个疗程。

2. 小针刀疗法

对于膝关节骨性关节炎中晚期的患者，焦主任多采用小针刀治疗以减轻疼痛，改善症状。小针刀治疗具有松解关节囊及韧带的粘连，改善局部血运，降低骨内压，纠正关节力线，维持关节稳定性的作用。

适应症：膝关节周围有明显痛点，或可触及明显条索状结节，或因肌腱、韧带挛缩所造成的关节功能活动障碍。

3. 针刀治疗点的判定

临床上常见的骨性关节炎的病变点有：髌上囊、股四头肌肌腱止点、髌下脂肪垫、髌骨内外侧支持带、膝关节内、外侧副韧带、腓肠肌内、外侧头肌腱附着点、前交叉及后交叉韧带起点内、外缘、髌骨内、外侧支持带、腓侧副韧带起止点、胫侧副韧带起止点、股二头肌附着点、委中穴、鹅足囊及后关节囊附着点等。针刀选择治疗点的依据，应该首先选取膝关节周围自感疼痛点和医者压痛点，触诊膝关节局部时患者往往感到疼痛，或可触及明显的条索状结节。

焦主任认为，膝关节骨性关节炎发病过程隐匿，进程缓慢而渐进，早期症状不显时，人们往往对其不够重视，而等到疼痛出现时，病情往往已经很严重了，出现了关节畸形，活动障碍，成为造成老年人慢性残疾的重要原因。故此焦主任认为治疗膝骨性关节炎的最好的方法早期预防，防患于未然，即中医所说的"不治已病，治未病"。首先应在人群中加强对膝关节骨性关节炎知识的宣传，让人们认识到只要开展积极的预防，就可以预防膝骨性关节炎的发生，或减缓其病程的进展。

（六）顺四时，适寒温，预防外邪侵袭，温通保暖以护膝

髌骨周围的肌肉软组织少，易受寒邪侵袭。受凉是膝骨性关节炎的一个重要发病原因，对此采取相应的防寒保暖是预防膝骨性关节炎的最好办法。焦主任强调膝骨性关节炎的患者要顺应四时气候的变化随时增添衣物以防寒保暖加强膝关节的防护，预防受到寒邪侵袭；同时还应指导患者学会自身按摩膝关节来推髌暖膝，驱除寒邪，以温通保暖护膝。

（七）节饮食，调脾胃，畅通气血，荣筋养膝

自然界有四时气候变化，人的饮食也要顺应四时变化，春夏之际不可过寒冷生湿或肥甘厚腻之品，以避免出现痰湿凝聚湿及伤阳，秋冬之际应时刻固守肾精和阴液，不可过度攻伐，以保持人体的阴阳平衡。对于肥胖之人更应控制饮食，减轻体重，坚持体育锻炼，这有助于减轻膝关节的负重，使骨顺筋正，气血畅通，荣筋养膝。

（八）适劳作，练功能，滑利关节功能，以动护膝

由于膝骨性关节炎难以根治，一旦出现症状会逐渐加重并导致畸形，甚则严重者可致残，影响患者的生活质量。焦主任认为平素应进行适当的股四头肌功能锻炼既可强壮筋骨，滑利关节，保持膝关节的稳定性，又可振奋阳气，提高自身机体的抵抗力。锻炼的方式如散步、游泳等局部运动，避免做下蹲、上下楼梯等加重膝关节负荷的运动。运动时应注意不可过度锻炼，以免不必要的膝关节损伤。

（九）补气血，益肝肾，培本护膝

随着生活节奏的加快，工作方式的改变，长期久坐电脑跟前，颈椎、腰椎、膝关节的慢性劳损逐渐在人群中流行开来，会出现全身四肢乏力、周身关节酸

痛等慢性疲劳综合征，均可通过中医的整体辨证论治原则给予相应的调控，如选择补益肝肾，强筋健骨的中成药以培本护膝，延缓膝关节的软骨退变。中成药如六味地黄丸、金匮肾气丸等均是很好的成药制剂，临床使用方便，安全可靠。六味地黄丸是滋阴补肾的经典名方，可用于腰膝酸软、遗精盗汗、头晕耳鸣、五心烦热的肾阴亏虚型的膝骨性关节炎前期患者，肾阳亏虚的患者可选用金匮肾气丸或右归丸。合理应用这些中成药有补益气血、通调脏腑、调节阴阳，疏经通络的作用，从而达到益肝肾、补气血、培本护膝的目的。

焦主任针对膝痹病发病率高并呈年轻化趋势，采用现代生物力学观念与中医整体观念相结合的理念，提出早期宣传预防、早期干预治疗、治疗于疾病早期阶段的原则。他通过大量临床病例观察发现，此病症患者多由于腰椎侧弯、胸腰段后突增大，导致重力传导中心发生改变、一侧膝关节负重加大，造成膝关节软骨损伤，出现膝关节退化。基于以上原理，焦主任临证时常选取胸、腰部相应脊髓节段周围的腧穴进行针刺并行中药定向透入，疏通经脉改善病变部位的血液循环及神经营养，促进局部水肿及炎症的吸收，重建整个膝关节的静力平衡，从而改善膝痛的症状，收效显著。所以焦主任在治疗此病时采取患膝与胸腰椎畸形同时治疗的方法，以改善症状，矫正关节畸形。

对于膝关节骨性关节炎患者，焦主任推崇针刀治疗，主要用小针刀松解膝关节周围由于软骨破坏、关节受力改变形成的非正性应力点，多在髌骨底部股四头肌附着点、内外侧副韧带附着部、髌下脂肪垫、膝关节周围的滑液囊等髌周围肌肉附着点及滑液囊取入针点。疗效显著。

很多年轻膝痛伴膝关节肿胀患者，单纯治疗膝部，收效不佳，肿胀反复发作，且关节穿刺容易引起感染。焦主任遇到此类患者，膝部单纯只是制动，进行腰部治疗，效果明显，不易复发。

膝关节骨性关节炎是骨伤科临床常见病，目前西医的治疗方法虽多种多样，但都有一定的片面性，不能彻底的根治膝骨性关节炎。中医在对本病的防治上积累了丰富的经验，其特有的整体辨证论治观、天人合一的指导思想，加之中医药价格便宜，安全、毒副作用小，使其在治疗膝骨性关节炎的方面有着一定的优势。焦主任在总结骨伤科先辈医家的骨伤科学术思想的基础上，结合自己30余年的骨科临证经验，将骨伤科疾病的辨证原则确定为整体与局部兼顾，标本同治的原则，中医整体辨证论治的原则贯穿于治疗的始终。认为膝关节骨性关节炎的治疗除整体辨证治疗外，还要随着病情的不同发展阶段采用相应的治疗方法，如中药热包外敷，针对性的手法按摩和小针刀治疗，极大地丰富了骨伤科的治疗手段，大大提高了临床疗效。

第五节　肩关节周围炎

肩关节周围炎俗称"五十肩""漏肩风""肩凝症"或"冻结肩"等。亦称肩周粘连症。本病多见于中年以上的人．女性多于男性（约3：1），是一种肩部常见病、多发病。在祖国医学属于痹症的范围。本病发病率较高。是由于肩关节周围软组织病变而引起肩关节疼痛和活动障碍。本病有其特殊的临殊病程，起病多隐匿，大多无外伤，少数有轻微肩部或上肢外伤。几乎都有肌肉活动减少，上臂长久靠在体侧。疼痛和僵硬程度缓慢增加达到某种程度，在不能预期的一段时间（通常为数月）以后，疼痛逐渐消失、功能慢慢恢复，直至最后完全复原。本病特征是肩部疼痛和肩关节活动障碍。

早期为凝结期，初期临床在形态上无任何变化，在某一位置下，肌纤维及二头肌腱伸展时有不适及束缚感，肩前外侧疼痛，可扩展至三角肌止点，逐渐发生粘连。疼痛尚可忍受时，盂肱关节活动不受限，但多已有内外旋受限，举臂至头顶困难，妇女不能梳头。

此期病理变化主要位于肩关节囊。局部关节造影显示关节囊紧缩，关节囊下皱褶互相粘连而消失，肱二头肌长头腱与腱鞘间有薄的粘连。以后随着病变程度量加剧，其主要病理变化是引起肩部肌腱、韧带、关节囊充血、水肿、渗出，形成瘢痕，造成肌腱、关节囊挛缩，关节软骨与滑膜粘连，以及关节外深、浅两层肌肉之间与滑液囊的粘连，最终导致肩关节粘连，活动受限。另外，关节下隐窝闭塞、关节腔容量减少、二头肌腱粘连，其余组织正常。

进入冻结期。临床可出现持续性肩痛，夜间加重，不能入眠，上臂活动不便，多在此期就诊。盂肱关节活动受限达高峰，有的血管痉变和肌痉挛表现突出。通常在数周、数月或数年后（常不能预测）疼痛逐渐缓解，进入末期。

疼痛是本期最突出的症状，疼痛持续，影响睡眠。痛又诱发持续性肌肉痉挛。疼痛除局限于肩部外，也可扩大到枕部、腕部或手指，有的放射至后背、三角肌、三头肌、二头肌以及前臂伸而。局部血管痉变、肌肉活力降低，有时继发性改变明显，甚全掩盖了原发病变。喙突韧带挛缩限制了肱骨头外旋，冈上肌、冈下肌、肩胛下肌挛缩，肱二头肌长头肌腱炎，使肩关节活动明显受限。

病人常害怕损伤患处而将臂垂于体侧。令其作肩部活动时，只能缓慢地逐渐进行。可有肌肉痉挛，尤其是斜方肌。肌肉萎缩表现在三角肌、冈上肌和冈下肌。二头肌沟大都有明显压痛，用拇指推动二头肌腱可加重疼痛表明其是疼痛主要来源。若将二头肌腱置于张力位，例如将上臂外展、外旋伸直上臂时伸肘、屈曲内收上臂抗阻力伸肘时，痛均加重。

此期病理变化除关节囊严重挛缩外，关节周围软组织均受累，退行性变加剧、滑膜充血、增厚、组织缺乏弹性。

解冻期。病变后期经 7~12 个月后炎症逐渐消退、疼痛消失、肩关节活动功能逐渐恢复。疼痛逐渐减轻，肩部粘连缓慢地进行性地松解，活动度越来越增加，本期大部分软组织均受累，胶原纤维变性。血管增加、组织失去弹性、纤维化并挛缩，有的病例组织脆弱容易撕裂。后期盂肱关节几无活动，但即便接近强直，仍有矢状而上的少许活动度。少数病人局部僵硬，却无疼痛。所有病人几乎均出现肩肱节律障碍。病程愈长，活动障碍愈明显，出现肩膀部肌肉广泛萎缩，尤其以三角肌明显，肩峰突出。日久，肩部功能活动几乎完全丧失，但疼痛则明显减轻。

除上述症状外，某些病人还会出现血管运动障碍，特别是疼痛严重、肌痉挛明显者，由于血管痉挛，手轻度苍白、浮肿，腕及手指关节僵硬，有的出现反射性营养障碍表现。疼痛活动受限并不一致，有的疼痛严重而几乎无运动障碍，有的全无活动却几无疼痛。注意在检查盂肱关节活动时，需固定肩胛骨，防止肩胸活动。

本病临床过程各不一致，但几乎所有病人都能自发性终止。有的在数周或数月后好转，但一般需 6~9 个月才能完全恢复。个别病人至 3 年、6 年甚至 8 年均无改善，多为有慢性疾病、虚弱、营养不良及情绪不稳定者。双侧性者可以同时起病，但鲜有早发病的一次性愈后又复发者。

焦主任十分重视肩周炎与其他临床常见病的鉴别，以颈椎病为例，肩周炎以局限的肩痛为主，肩臂上举、外展和旋转运动时疼痛明显加重；以肩关节的功能障碍为特征，不能向患侧侧卧，多于夜间疼痛加重，无手指麻木的症状。颈椎病以颈项肩背疼痛不适为主，上肢上举抬高疼痛反而减轻，牵拉下垂时疼痛加重，疼痛为神经根性，多伴有放射性的手指麻木或麻痛、压痛；肩周炎以肱二头肌长、短头附着在肩部的压痛点和沿三角肌前后或三角肌肱骨段压痛点最为常见，冈上肌腱通过的肩峰与肱骨大结节之间等处可有压痛点，个别病例在斜方肌、冈下肌、小圆肌等处亦有压痛。颈椎病人肩部一般无压痛点，疼痛性质及伴随症状；肩周炎在活动肩关节时，可诱发钝痛、酸痛，疼痛限于肩部，伴随肩关节的功能障碍，突出的是上举、外展和旋转动作受限，无感觉障碍等神经症状。颈椎病的疼痛常为麻木，灼痛，放射性痛，多向手部放射，无肩关节活动障碍；肩痛伴颈项疼痛不适和颈项僵硬及颈项活动障碍，可波及手指麻痛，有时发麻的手指有感觉障碍。肩周炎在肩周围的肌肉可有萎缩，如三角肌、肱二头肌、冈上肌等。颈椎病表现为肩、臂、手等上肢肌肉皆可萎缩，但以手部内在肌肉萎缩多见：肩周炎 X 线片示多正常，个别病例可见关节间隙稍窄，或见肩关节周围软组织内钙化斑。病久者可有骨质疏松脱钙。颈椎病 X 线片示可见颈椎的排列及生理曲度异常，骨关节骨质增生等退行性病理改变。

焦主任经过多年临床实践，总结出一套肩关节周围炎手法，以松解肩周软组织的粘连，消除炎症，恢复活动度为目的。其糅合了肩部的多种基本手法而成，既有次序，又有连贯性，不但对肩周炎有很好的疗效，而且对其他肩周软组织的损伤也有疗效。操作如下：

患者取坐位。

1. 医者站在患侧后方，一手握腕，一手扶肩，在拔伸力下作肩部摇晃。然后扶肩之手放在腋下，加入拔伸牵引力。

2. 在拔伸下，下垂上肢向健侧内收。将患肢内收至对侧肩部，同时扶肩之手在患处揉捻。

3. 继续使患肢抬高，绕到头顶，尽量使手靠近对侧耳部。再绕过头顶。全部过程似梳头状。

4. 拔直上肢，另一手拇指在患处揉捻点按。医者站在患者前方，一手握腕，一手扶肩，将患肢背手放在身后，尽量向上推按数次。

5. 助手托其腕部平伸上肢；医者以双手掌相对从上肢前后侧上下交替搓散。

6. 医者站在患侧前方，一手按住肩部，一手握其四指，抬肩至水平位，然后用力向斜下方拔伸。

7. 医者站在伤侧，双手握住手腕部，拔伸抖颤。然后一手拿患侧腕部，另一手作上肢捋顺法。

8. 最后以肩部的归挤、散顺法放松肌肉组织。

本套手法要求循序渐进，根据患者对疼痛的忍受情况适度用力，不可粗暴生硬，急于求成。

另外针对本病平日调养及损伤后注意事项，焦主任还指出，注意保暖，避免风寒湿邪侵袭，衣着应适宜，勿汗出当风，夜卧露肩，冒雨淋水，以免病情加重或复发；起居饮食有节，心情舒畅，保持气血经络的畅通；颈肩部疾病尽早根治，外伤手术后早期活动，以防肌腱韧带粘连；根据颈肩部的解剖特点及生理功能，可做颈肩部锻炼活动和自我按摩，颈肩部的关节、韧带、肌肉的锻炼，减少颈肩痛的发生；避免固定过久，上肢骨折或肩部软组织损伤后，在不影响骨折愈合的情况下，做合理的主动的肌肉收缩、耸肩、屈肘等活动。避免长期固定，防止肌肉、筋膜、韧带、关节囊的粘连。

第六节　跟骨骨刺

跟骨骨刺是跟骨结节周围骨质增生，刺激周围组织产生疼痛。本病好发于40~60岁的中老年人。足是人体负重、行走和吸收震荡的结构。在人类进化过程中，为了负重，跟骨特别增大，因为在站立时至少有50%的体重需要跟骨来承担。《诸病源候论》说："肾主腰脚"。于"腰脚疼痛候"又说："肾气不足，受风邪之所为也。劳伤则肾虚，虚则受于风冷，风冷与真气交争，故腰脚痛。"人到中年以后，肝肾亏虚，容易导致筋骨失养。如果经常站立工作或者长时间穿硬底鞋或在硬地上跑跳行走，跟骨遭受上下积压冲击力，致使气血瘀滞，或兼有风寒内侵就会引起足跟痛。多为一侧发病，可有数月或数年病史。每到早晨，起床后站立时有明显疼痛，行走片刻后疼痛减轻，但行走过久疼痛又加重。局部检查不红不肿，跟骨的侧面和跖面有压痛。X线片示常见有跟骨骨刺和骨质疏松。焦主任运用推拿配合中药熏洗治疗跟骨刺的经验举要如下，每有跟骨刺患者的病痛在焦主任手中逐日减轻，确有妙手回春之效。

1. 焦主任认为肾气亏虚是本病发生的内在因素，正如祖国医学"夫劳伤之人，肾气虚损，而肾主腰脚……"的观点；而外伤、劳损或寒湿入络是其外因。如日常挑担、负重行走、长途跋涉、局部挫伤均可引起足底腱膜劳损，尤以腱膜的跟骨结节附着处损伤较为常见，久之跟骨结节退变，骨刺形成，引起足跟痛。

2.经多年的临床研究，焦主任总结出运用推拿配合中药熏洗治疗跟骨刺的方法。此种方法是运用中医理论、标本兼治的方法，推拿手法直接提高皮肤温度，促进局部血液与淋巴液循环，加速局部无菌性炎症的消散与吸收；中药熏洗以助温经活血，加速局部新陈代谢，改善缺血缺氧状态，有利于病变组织的修复。故推拿配合中药熏洗相结合用，相得益彰，经实践证明效果显著。具体治疗方法如下。

（1）推拿法患者平卧，双下肢自然伸直，医者位于患者足侧，用推法于足跟患处、足底及其周围往返施术 2~3 min；点按痛点 0.5~1 min，按揉昆仑、解溪、三阴交、承山、照海、公孙、绝骨各 0.5~1 min；拇指按揉局部及其周围并弹拨足底腱膜附着点。患者俯卧位，踝下垫枕，用揉法沿小腿后侧至足跟反复操作 3~5 min。患者屈膝，足心向上，术者一手握踝，一手以掌跟叩击痛点。每次治疗时间为 15~20 min，1 日治疗 1 次。

（2）中草药熏洗药用：透骨草 30 g，伸筋草 30 g，生川乌 30 g，红花 10 g，桃仁 10 g，川椒 30 g，苏木 15 g，白芷 30 g，川牛膝 15 g，制乳香 10 g，制没药 10 g。上药加水 3 500 ml，浸泡 30 min 后，水煎 20 min，趁热熏洗患足，1 日熏洗时间为 1~2 h，1 日熏洗 1~2 次。15 天为 1 个疗程。

3.在临床治疗中，焦主任指出跟骨刺治疗的关键是消除局部无菌性炎症。而推拿手法能直接提高皮肤温度，促进局部血液与淋巴液循环，加速局部无菌性炎症的消散与吸收；点按压痛点，按揉解溪、昆仑、三阴交、公孙、照海、承山、绝骨等，以疏通足踝部经络气血，提高局部疼痛阈值，具有解痉、通络、止痛作用。中药熏洗以助温经活血，加速局部新陈代谢，改善缺血缺氧状态，有利于病变组织的修复。透骨草、伸筋草、川牛膝舒筋祛风湿除痹痛；红花、桃仁、制乳香、制没药、苏木活血祛瘀止痛；生川乌散寒止痛；花椒加强温通散寒之作用。实验表明生川乌含有醚溶性生物碱，具有镇痛、镇静及局部麻醉作用；细辛含有异茴香醚、细辛酮，其挥发油对人类下肢疼痛、豚鼠皮肤等均有局部麻醉、镇痛、抗炎作用。

第七节　痛风性关节炎

痛风性关节炎是由于长期嘌呤代谢紊乱，血尿酸增高，导致尿酸结晶沉积在关节及皮下组织而致的一种疾病。临床上主要表现为反复发作的关节红、肿、热、痛及痛风石的形成，严重者可导致关节畸形和功能障碍、急性梗阻性肾病或痛风性肾病。本病属于祖国医学痹证、痛风、历节或脚气等范畴，近年来，我国痛风发病率逐年升高。焦主任通过多年的临床实践和深入研究，对痛风病的诊治积累了丰富的经验。

（一）"急则治标、缓则治本、标本兼顾"

1.急性关节炎发作期——"急则治其标"：痛风急性发作时，关节局部和周围红肿热痛，尤其是疼痛剧烈，有如刀割或撕筋裂骨般痛苦。此期治疗，焦主任认为当尽快控制急性关节炎的发作，消炎镇痛，以减轻病人痛苦。焦主任认为此时治疗应以"治标"为主。焦主任认为痛风急性期多因湿热蕴结所致者，治疗用清热解毒利湿之四妙汤合宣痹汤加减，药用苍术、黄柏、生薏苡仁、川牛膝、山栀、泽泻、栀仁、茯苓等。外用可配合用金黄散调匀外敷局部，金黄散有清热解毒、除湿散瘀化结、消肿止痛等功效，原用于治疗丹毒、疮毒、脓肿、乳痈及无名肿痛等．现代药理研究显示，金黄散可抑菌、抗炎、镇痛、解痉，有减轻局部疼痛、水肿、渗出物过多和继发性感染等作用。同时症状重者可加服秋水仙碱、非甾体抗炎药，但由于该类药物有较明显的胃肠道刺激，故使用该药时一定要注意中病即止，只要症状缓解或出现恶心、呕吐、腹泻等胃肠道反应即停药。尽量在最短的时间内控制症状，缓解病人痛苦。

2.缓解期——"缓则治其本"：经过1~2周的治疗，痛风急性关节炎一般都能被控制，从而进入缓解期。不同患者间歇期长短不一。许多患者在急性关节炎被控制后，不注意调养，结果很短时间内又复发作。焦主任认为，急性关节炎缓解后，局部炎症虽然消除，但嘌呤代谢障碍并未解除，故缓解期仍需坚持治疗。急性期重在治标，缓解期当注意标本结合，即标本同治，以本为主。临床可根据病人的病情变化及患者体质，处以补血祛风、补益肝肾等中药以活血驱邪，益气扶正，常用桃红四物汤加味治疗。如间歇期脾虚湿困者多见，常用参苓白术散健脾益气扶正的同时，加防己、茯苓等利尿渗湿之品以祛邪；如属肝肾亏虚，痰瘀阻络之证，多用独活寄生汤加桃仁、红花等，在补益肝肾的同时，兼以利湿化痰祛瘀以祛邪；又如肝肾阴虚者用杞菊地黄汤，脾肾气虚者用大补元煎治疗，还须根据所夹湿热、寒湿、瘀血之邪而加以清化湿热、温寒祛湿、活血化瘀等祛邪之品。标本兼治之法，既可逐邪外出，又可提高抵抗力，从而延长缓解期，减少痛风复发。

（二）养治结合——控制痛风复发

焦主任认为痛风急性发作稳定后，在坚持药物治疗的同时，一个很重要的方面就是要注意调养。养治结合，同样可以达到预防复发，甚至完全控制复发的目的。调养的方法很多，主要有以下几种：（1）饮食调养：这是所有调养方法中最重要的。要严格控制饮食避免进食富含高嘌呤食物，如动物内脏、沙丁鱼、豆类及发酵食物等；严格禁酒，尤其是啤酒；多饮水，每天饮水2000 ml以上。（2）心理调节：尽量克服因疼痛和运动受限而出现的焦虑不安、急躁易怒、烦闷失眠等情况，正确对待疾病，保持心情舒畅、精神乐观，积极配合医生治疗，树立战胜疾病的信心。（3）适度锻炼：适度的体育锻炼如散步、慢跑、骑自行车、游泳、打太极拳等运动，既可缓解患者的紧张、焦虑、忧伤、恐惧等情绪，又可增强机体的免疫功能，避免痛风复发。（4）生活起居调养：防止过度疲劳，不熬夜、不参加过度劳累及剧烈的体力活动，保持劳逸结合，张弛有度，有规律的生活习惯。只要坚持治疗，调养得当，就能促进病情好转与身体康复。

第八节　胸腰椎体压缩骨折

脊柱的胸腰椎椎体压缩性骨折是临床中的常见病，胸腰椎交界区是骨受力集中之处，因此，骨折常发生在胸 11、胸 12，腰 1、腰 2 椎体，临床称为胸腰段骨折。中老年人椎体骨质疏松，在轻度外力作用下即可造成椎体压缩性骨折。常见骨折原因是坐汽车时突然遇到颠簸，在自身重力作用下造成椎体压缩；行走时滑倒，臀部着地引起骨折；或被车撞后坐地造成骨折。椎体压缩后变扁，形成前窄后宽的楔状。受伤越重，椎体压缩的程度就越明显。焦主任通过多年的临床实践，对胸腰椎压缩性骨折的治疗运用腰部垫枕、功能锻炼配合中药内服的疗法治疗骨质疏松性胸腰椎压缩性骨折。

1. 受伤后腰背部突然疼痛，沿脊柱触诊，胸腰段有局限性压痛及叩击痛，脊柱有后凸畸形时，应考虑有压缩性骨折。摄 X 线片示可看到受伤椎体变形呈楔状，一般椎体压缩的程度为 1/4~1/2，这种骨折一般稳定性好，绝大多数无需手术即可痊愈。中老年人压缩性骨折除腰背部疼痛外很少影响神经功能，双下肢能活动，这样，受伤以后病人可以被认为"没事"，从而造成误诊或漏诊，影响治疗。因此，中老年人受伤后如有腰背部疼痛，即使不重也要到医院检查，以免延误治疗。另外，还要注意是否合并其他损伤。

2. 治疗方法

1）腰部垫枕

腰部垫枕利用腰背肌的强大肌力及背伸的姿势，保持脊柱过伸，使压缩的椎体逐渐复位。腰部垫枕法源于元代《回回药方》"令患者仰卧，以一硬枕放脊梁下"；《医宗金鉴·正骨心法要旨》云："但宜仰睡不可俯卧、侧眠，腰下以枕垫之，勿令左右移动。患者先仰卧硬板床，用毛毯或棉垫折叠多层，形成塔形垫枕，患者身体上下平行均匀托起，把塔形垫枕横行放置于腰背突高 1~2 cm，1 周内达到 10~15 cm，持续垫枕 4 周即可。保持腰部过伸姿势，以达复位效果。梯形垫质地柔软，避免局部组织受压缺血、坏死，减少了褥疮的发生，梯形垫可弹性膨缩，既避免了组织过度受压，又不失垫托功能，随着患者的体位改变轻微变形，患者平卧，痛苦小，舒适。梯形垫加上患者脊柱背伸，前面的椎间隙增大，前柱产生较大的张应力，使骨折后皱缩的前纵韧带伸展，与韧带附着在一起的被压缩的椎体前部得到张开和复位骨折复位后，脊柱仍然保持在过伸位状态，受伤的椎体持续得到垫枕的挤压，从而保持复位的效果。

2）功能锻炼

（1）患者伤后即可开始做背伸锻炼。鼓励患者练习主动挺腹，1 日 3 次，每次 5~10 min。

（2）5 点支撑法：仰卧，用头部、双肘、双足跟 5 点支撑起全身，使背部腾空后伸，伤后 1 周左右进行。

（3）3 点支撑法：仰卧，双臂置于胸前，用头及双足支撑，拱腰臀及背腾空离床，有利于腰背肌锻炼，伤后 2~3 周进行此项练习。

（4）4 点支撑法：仰卧，用双手，双足 4 点支撑在床上，全身腾空呈拱桥状，伤后 3~4 周进行。

（5）飞燕点水法：俯卧，颈后伸稍用力后抬起胸部离开床面，两上肢向后背伸，两膝伸直，抬双腿以腹部为支撑点，形似飞燕点水，5~6 周后练习。

练习原则：主动锻炼为主，被动锻炼为辅，早期锻炼，持之以恒，循序渐进。

3）中药内服治疗

内服中药按骨折早、中、后 3 期辨治。

（1）早期 以活血止痛，通腑排便为主，方用桃红四物汤加减。

【处方】桃仁、红花、赤芍、川芎、当归各 6 g，大黄（后下）10 g，生地黄 30 g。局部肿胀甚者加葛根、天花粉、茯苓各 15 g；肝郁气滞，胁肋胀痛者加土鳖虫 10 g。

（2）中期治以和营止痛、接骨续筋。方用定痛活血汤加减。

【处方】当归、红花、乳香、没药各 6 g，川续断、秦艽、蒲黄各 10 g，偏气虚者加北芪 20 g，偏血虚者加五味子 6 g。

（3）后期治以滋补肝肾，舒筋活络。方用淫羊藿 10 g，菟丝子 10 g，当归 10 g，黄芪 10 g，熟地黄 10 g，补骨脂 10 g，丹参 10 g，白芍 15 g 等。

胸腰椎压缩性骨折，骨折后由于上下相邻椎体向前成角造成的夹挤力，使受累椎体前部被压扁成楔状，甚至被压碎。因此除局部骨折压迫活动受限外，还会出现严重的神经损伤和全身症状。本治疗方案采用了腰部垫枕、功能锻炼配合中药内服综合治疗的方法，恢复脊柱（骨、关节、椎间盘）内在的生物力学平衡关系，解除脊柱周围软组织（肌肉、韧带、筋膜、神经、血管等）急慢性损伤的病理改变，达到调节其外在的生物力学平衡和气血、阴阳平衡，从而恢复了正常的脊柱解剖关系。

第九节　类风湿性关节炎

中医将类风湿性关节炎称为"尪痹"，这是一种全身性疾病，是国内外疑难课题，目前仍无很理想的治疗手段和药物。焦主任经过多年临床治疗，总结出丰富的诊治尪痹经验。

（一）尪痹诊断依据

1. 好发年龄在 15 岁以后，高峰在 35~45 岁之间。女性较多，起病缓慢，病热迁延反复。

2. 晨起指关节或脊背僵硬，活动不利，特别是握拳不紧。至少有一个以上的关节活动时有疼痛或压疼，拒按、呈梭形肿胀，功能受限，常有对称性的特点。症状持续 6 周以上，间隔期少于 3 个月。受累关节一般依顺序是指（趾）、腕、踝、膝、肘、肩和髋。病久可出现关节畸形、强硬、表面平滑、肌肉萎缩、形体羸瘦，可伴全身虚弱。

3. 少数病例于关节周围的骨骼突起处或伸面可有皮下结节。

4. 血清类风湿因子阳性。活动期血沉多增快。有贫血。X 线检查：早期可见关节软组织肿胀及骨质疏松，中期显示关节间隙变窄及不同程度骨质腐蚀，晚期显示关节严重破坏、脱位或融合。

（二）鉴别诊断

尪痹与痿证的鉴别：鉴别要点首先在于痛与不痛，尪痹以关节疼痛为主，而痿证则为肢体力弱，无疼痛症状；其次要观察肢体的活动障碍，痿证是无力运动，尪痹是因痛而影响活动；再者，部分痿证病初即有肌肉萎缩，而尪痹则是由于疼痛甚或关节僵直不能活动，日久废而不用导致肌肉萎缩。

（三）辨证要点

一是要辨邪气的偏盛。

临床痹痛游走不定者属风邪盛；痛势较甚，痛有定处，遇寒加重者属寒邪盛；关节酸痛、重着、漫肿者属湿邪盛；关节肿胀，肌肤掀红，灼热疼痛属热邪盛。

关节疼痛日久，肿胀局限，或见皮下结节者为痰；关节肿胀，僵硬，疼痛不移，肌肤紫暗或瘀斑等为瘀。

二是要辨别虚实。

一般说来，尪痹新发，风、寒、湿、热之邪明显者为实；尪痹日久，耗伤气血，损及脏腑，肝肾不足为虚；病程缠绵，日久不愈，常为痰瘀互结，肝肾亏虚之虚实夹杂证。

（四）治疗原则

以祛邪通络为基本原则，根据邪气的偏盛，分别予以祛风、散寒、除湿、清热、化痰、行瘀，兼顾"宣痹通络"。

痹证的治疗，还宜重视养血活血，即所谓"治风先治血，血行风自灭"。

久痹正虚者，应重视扶正，补肝肾、益气血是常用之法。

（五）分期论治

类风湿性关节炎辨证多属本虚标实。本虚宜补益，标实宜祛邪，多采用标本同治。焦主任将本病分为急性发作期和稳定缓解期两期。对急性发作期热胜型，治以清热解毒，通络化瘀，搜剔经络；寒胜型，治以温补散寒，通络化瘀，搜剔经络。稳定缓解期，治以强肾壮骨养血舒经，祛痰化瘀，搜剔经络。类风湿性关节炎本病是慢性痼疾，年久不愈。应用相对固定的经验方进行临床治疗，已取得较好疗效。

（六）尪痹急性发作期

【主症】肢体关节疼痛，屈伸不利，关节肿大、僵硬、变形。

【兼症】甚则肌肉萎缩，筋脉拘紧，肘膝不得伸，或尻以代踵，脊以代头而成废人。

【舌脉】舌质暗红，脉细涩。

【治法】清热解毒，通络化瘀，搜剔经络

【方药】土茯苓、贝母、金银花、蒲公英、赤白芍、川芎、生地黄、熟地黄、补骨脂、全蝎、蜈蚣、生薏苡仁、川续断、淫羊藿、桂枝、独活、威灵仙。

（七）尪痹稳定缓解期

【主症】肢体关节刺痛，屈伸不利，多个关节漫胀，重则关节肿大，顽麻顽痛。

【舌脉】舌质红赤，两侧有瘀斑。

【治法】强肾壮骨，养血舒经，祛痰化瘀，搜剔经络。

【方药】羌活、独活、桑寄生、伸筋草、茯苓、川芎、当归、生地黄、海风藤、细辛、蜈蚣、僵蚕、白芍、威灵仙、蜂房、乌鞘蛇、虫、豨莶草。

【加减】①瘀血证明显者，加血竭、皂刺、乳香、没药；②骨质变形重者，加透骨草、自然铜；③兼低热者，加黄柏、地骨皮。

第三章 医案集

颈椎病案一

吴某某，男，58岁。

初诊时间：2013年9月11日。

【主诉】左肩背痛12天，左上肢麻木4天。

【初诊】患者于5年前8月间，受凉后出现左肩胛部疼痛，自行拔罐治疗，症状无减轻，后就诊于宁夏总医院，予颅脑及颈部MRI检查示：双侧上颌窦炎，颈椎退行性改变，C3~4、C4~5椎间盘向后突出，C3~6水平后纵韧带增厚钙化，硬膜囊受压，椎管狭窄，予口服药物（具体不详），症状无改善，4天前，无明显诱因出现左上肢麻木，左肩胛及左肘部疼痛较前加重，夜间明显，就诊于银川市中医医院门诊。

【辅助检查】颈椎MRI示：颈椎退行性改变，C3~4、C4~5椎间盘向后突出，C3~6水平后纵韧带增厚钙化，硬膜囊受压，椎管狭窄。

【辨证分析】患者长时间低头久坐，易损伤筋骨，筋脉不利，气血瘀滞，加之起居不适慎，外受风寒，寒邪入络，气血运行不畅更甚，脉络不通，不通则痛，故见左肩部及左上臂酸痛，左上肢麻木，夜间尤甚，舌质暗红，脉弦紧，为气滞血瘀之征。

【治法】行气活血，温经通痹为主。

【方药】黄芪桂枝五物汤加减。黄芪30g，当归15g，白芍15g，川芎30g，丹参3g，威灵仙12g，葛根30g，木瓜15g，地龙15g，片姜黄12g，蜈蚣3条。

【复诊】配合牵引治疗，1日1次，手法治疗1日1次，治疗1月后症状减轻，继续治疗半月后症状消失，治疗期间嘱病人卧床时低枕。

【按语】黄芪桂枝五物汤为《金匮要略》的名方，其中主要用于治疗血痹而致的肌肤麻木不仁，而圣经根型颈椎病则以上肢麻木为主，用黄芪桂枝五物汤治疗神经根型颈椎病后，可取得良好疗效，本方黄芪补气、芍药通阳行痹，姜黄内行气血长行于臂肩而活血止痛利痹，丹参、川芎、当归养血活血，蜈蚣、地龙通经络活血止痛，诸药合用则有效改善微循环及局部炎症反应。而达到瘀血得行，痹阻可通，所以本药治疗改善明显。

颈椎病案二

陈某某，女，74岁。

初诊时间：2013年6月3日。

【主诉】左上肢麻木1周。

【初诊】患者于4年前，因"颈部疼困，活动不利"，以"颈椎病"在银川市中医医院住院治疗，经中药定向药透、中药熏洗等治疗，好转出院。后颈项疼痛时做，常在银川市中医医院门诊就诊，予中药外敷后，症状可减轻，1周前，无明显诱因出现左上肢麻木，活动可，晨起时明显，午后减轻。现来银川市中医医院门诊就诊。

【辅助检查】颈椎X线片示：颈椎退行性变。

【辨证分析】患者以往常低头工作，日久易损伤筋骨，气血瘀滞经脉不利，肢体失于濡养加之年逾古稀，体弱多病、脏腑渐亏、肝肾不足、筋骨失养、日久则筋骨懈怠，故左上肢麻木。舌质红，舌苔白脉弦细为气血瘀滞之象，中医辨证应为项痹之气血瘀滞。

【治法】活血祛瘀止痛。

【方药】黄芪桂枝五物汤加减。黄芪15 g，桂枝12 g，白芍10 g，生姜10 g，大枣 3 枚，元胡 10 g，川楝子 10 g，乳香 6 g，没药 6 g，葛根 10 g，桑枝 10 g，木瓜 15 g，当归 15 g，川芎 12 g。

【服法】水煎服，1 日 1 剂，分 2 次口服。

【复诊】5 剂为 1 个疗程，连服 3 个疗程，同时鼓励患者保持乐观精神，加强颈肩部肌肉的锻炼，避免高枕睡眠的不良习惯，注意颈肩部保暖，避免头颈负重物，过度劳累。

【按语】颈椎病中医认为属于痹症，基本病机为长期低头工作劳损耗伤气血、年老肝肾不足、感受风寒、寒凝血脉、阳气亏损、头面肢体失养失荣，而出现头晕头痛、肢体麻木等。《金匮要略》记载"血痹阴阳俱徵"，外证身体不仁，如风痹状"黄芪桂枝五物汤主之"，即血痹的症状，主要以局部肌肉麻木为特征，采用黄芪合桂枝以益气通阳，芍药养血和营，姜枣调和营卫，又固本，本方旨在温通阳气、调畅营血，故去甘草之缓和生姜发散，扶正邪去，而血痹自通，同时适当的锻炼，即可缓解症状，又能使肌肉发达，韧带增强，从而有利于颈段脊柱的稳定性，增强颈肩部顺应颈部突然变化的能力，避免高枕睡眠的不良习惯，因为高枕使头颈部前屈，增大下位颈椎的应力，有加强颈椎退变的可能，合适的枕头维持颈椎的生理曲度，也可以对头颈部起到相对制动与固定的作用，可减少在睡眠中头颈部的异常活动。

颈椎病案三

王某，男，43 岁。

就诊日期：2014 年 11 月 16 日。

【主诉】颈部酸痛伴右上肢放射痛 1 年，加重 3 天。

【初诊】患者缘于 1 年前，无明显诱因，突感颈部酸痛，并向右上肢放射痛，休息后缓解，未引起本人重视，未做任何治疗，近 3 天因劳累后感颈部酸痛并向右肩、右上肢放射痛，来银川市中医医院就诊。

【体格检查】颈椎生理弧度消失，颈项肌紧，颈 3~5 棘突旁压痛（++），右臂丛牵拉试验（+），余（-）。

【辅助检查】颈椎 X 线片示：颈椎退行性改变。

【治法】疏筋复位，活血消肿止痛。

【处方】1. 整脊微调法。2. 颈部针刀松解术。

【服法】1 日 1 次，7 天 1 个疗程。

【复诊】2 周后颈部左肘部酸痛消失，颈部活动自如。

【按语】颈椎是人体脊柱最富于移动性，但最不稳定的部分，颈椎病的发病机制是慢性劳损发生时，颈深肌群常常存在受损变性，如肌纤维断裂，结缔组织增生粘连，肌纤维萎缩，颈椎在伸曲旋转活动，颈深肌群的损伤常常导致颈椎力学平衡失调，针刀闭合松解配合整脊微调法治疗颈肩综合征，是通过松解剥离变性的软组织瘢痕，刺入疼痛的病灶即紧张痉挛的部分，使紧张的筋膜层得到初步松解，配合整脊微调法是挛缩变性的组织得到进一步松解，能部分恢复脊柱的症候群得到缓解和治疗。

颈椎病案四

王某某，男，54 岁。

就诊日期：2013 年 7 月 17 日。

【主诉】颈部酸痛伴头痛 3 年，加重 4 天。

【初诊】患者缘于 3 年前，无明显诱因突感颈部酸困不适，间歇性头痛，恶心，未引起本人重视，自行去私人诊所按摩 10 次，颈部酸困缓解，头部疼痛未感缓解，近 4 天，头痛症状加重，来银川市中医医院就诊。

【体格检查】颈部肌肉紧张，C2 横突压痛（++），并向头部放射。

【辅助检查】颈椎 CR 片示：颈 1~2 椎体移位，齿状突轴心偏右移，生理前凸消失，变直，颈椎退行性改变。

【治法】疏筋通络，消肿止痛。

【处方】枕颈部针刀松解术。

【复诊】15 天后复查颈部酸困，头痛明显缓解，30 天后复诊，无任何不适感。

【按语】分布到头颈部的皮神经（枕大神经、枕小神经、耳大神经及高位颈神经等）；走行于头颈部的血管（颈动脉和椎动脉）以及头颈部的肌腱、筋膜、韧带、软骨等组织，构成了颅外对痛觉敏感的组织结构；皮神经位置表浅，其主要行程位于筋膜层内，当筋膜组织因各种原因出现张力增高时容易使皮神经受到卡压和刺激，从而引起头痛。针刀治疗是通过对筋膜的切割松解，减轻枕部和颈部的高张力状态，减轻或解除其对皮神经所造成的压迫刺激，从而缓解由此造成的头痛。

颈椎病案五

王某某，女，43 岁。

就诊日期：2013 年 4 月 10 日。

【主诉】颈部酸痛伴头晕 2 年，加重 3 天。

【初诊】患者缘于 2 年前，因劳累后感颈部酸痛，头晕不适，活动不利，遂到私人诊所给予按摩、理疗 1 周后，症状缓解未引起本人重视，近 3 天因劳累后感颈部酸痛，头晕症状加重，双手臂麻木不适，来银川市中医医院就诊。

【体格检查】颈椎生理弧度消失，颈项肌紧张，C4~5 棘突旁压痛（＋），颈椎活动度：前屈 20°，后伸 20°，左弯 10°，右弯 30°，余（－）。

【辅助诊断】颈椎 X 线片示：颈椎生理曲度变直，C4~5 椎间孔变窄，颈椎前后缘骨赘形成。

【治法】补益气血，调补肝肾，祛风化痰，活血通络。

【处方】黄芪 30 g，当归 10 g，葛根 30 g，白芍 30 g，川芎 10 g，桂枝 10 g，威灵仙 15 g，穿山甲 15 g，蜈蚣 4 条，天麻 10 g，熟地黄 30 g，

肉苁蓉15 g，仙灵脾15 g，丹参30 g，桃仁10 g，路路通20 g。

【服法】5剂，水煎服，1日1剂。

【复诊】服上5剂后，头晕明显减轻，上肢仍感麻木，不更方，又服上方10剂，诸证消失。

【按语】颈椎病，又称颈椎综合征。系因颈椎间盘退行性改变及骨质增生，压迫颈部脊髓或颈部神经根、交感神经和椎动脉等产生的一组临床症候群，祖国医学认为本病是由于肝肾不足，又复外感风寒湿邪或外伤劳损等诱因有关，本病发生在督脉，而督脉主一身之阳，若肝肾不足，卫阳不固，则风寒湿邪乘虚而入，以致气血运行不畅，经络阻隔，故见颈椎强直，掣引肢臂，麻木疼痛、本病中以党参、黄芪、白芍、川芎、熟地黄益气血；以肉苁蓉、补骨脂、仙灵脾、熟地黄补肝肾，以葛根、桂枝、威灵仙、穿山甲、蜈蚣、路路通温阳通络，搜风通络，以天麻平肝潜阳，诸药合用达到补气血益肝肾，祛风寒，化痰湿，活血化瘀，通经络之功，对于混合型的颈椎病疗效显著。

颈椎病案六

董某某，女，78岁。

初诊时间：2013年9月18日。

【主诉】颈部疼痛10年，加重伴右肩关节疼痛1周。

【初诊】患者有颈椎病史10年，每因劳累后感颈部僵硬疼痛，转侧不利，经行针灸，理疗后多能缓解，1周前患者无明显原因感颈部僵硬疼痛加重，以右侧颈部为主，伴右肩关节，右上臂疼痛不适，时有头晕、头痛、来银川市中医医院就诊。

【辅助检查】颈椎X线片示：颈部生理曲度消失，椎体骨质疏松，边缘骨质增生明显，相应小关节突增生，C4~7各椎间间隙变窄。

【辨证分析】患者年过七旬，肝肾不足，气血亏虚，肝主筋，肾主骨生髓，肝肾亏虚则筋骨濡养不利，故见颈部僵硬疼痛，活动不利，右角背部及右上臂疼痛，脑为髓海，肝肾不足，髓海失养则可见头晕，头痛，舌质暗淡，苔薄白，脉弦涩均为肝肾不足，气虚瘀阻之征。

【治法】补益肝肾，强筋壮骨，祛瘀通络。

【方药】补阳还五汤加减，方药如下：黄芪 30 g，当归 15 g，赤芍药 15 g，地龙 15 g，川芎 30 g，丹参 30 g，葛根 30 g，威灵仙 12 g，木瓜 15 g，钩藤 20 g，片姜黄 12 g，蜈蚣 3 条，甘草 6 g。

【服法】冷水煎服，1 日 1 剂，分 2 次温服。

【复诊】服用中药汤剂的同时，还配以颈椎牵引、按摩等治疗。服用中药汤剂 7 剂后，颈部僵硬疼痛明显减轻，转侧活动范围增加，右肩背部及右上臂麻木疼痛明显减轻，头晕，头痛明显改善，继续服用原方 7 剂后，患者上症明显改善，嘱其平时避免长时间低头，加强自身颈部功能锻炼。

【按语】颈椎病属中国传统医学"项痹""眩晕"等的范畴，关于本病的病因病机：肾主骨生髓，肝藏血主筋，人到中年以后，肝肾由盛而衰，筋骨得不到精血的充分濡养，逐渐退化变性，在外伤劳损，风寒湿侵袭等外因影响下，导致局部气血运行不畅，经络阻滞而发病，根据颈椎病病因病机，临床常以补益肝肾，益气养血，活血化瘀，解痉止痛为原则，本病例选用补阳还五汤加味以补气养血，活血化瘀，通络止痛，方中黄芪、当归益气养血，川芎、赤芍、地龙、姜黄、丹参活血化瘀通络，木瓜、威灵仙祛湿舒筋，白芍、甘草缓急止痛，而推拿治疗与中药制剂内外结合是治疗本病的一大特色，手法推拿的作用是缓解颈肩肌群的紧张及痉挛，恢复颈椎活动，松解神经根与软组织粘连来缓解症状，加宽椎间隙，扩大椎间孔，整复椎体滑脱来解除神经血管的刺激与压迫，促进局部血液循环而收到舒筋活络、解痉镇痛的效果。

颈椎病案七

张某，男，45 岁。

初诊时间：2013 年 3 月 18 日。

【主诉】颈痛伴四肢麻木 1 月。

【初诊】患者 1 月前劳累后出现颈部疼痛，伴四肢麻木，活动受限，以夜间为甚，无发热盗汗等全身症状，曾在宁夏医科大学附属医院行颈椎 MRI 检查，诊断为"颈椎病"，未行特殊治疗。来银川市中医医院就诊。

【辅助检查】MRI（2013 年 3 月 5 日宁夏医科大学附属医院）：C4~5、C5~6 椎间盘后突，硬膜受压。

【辨证分析】患者颈痛伴四肢麻木，痛如针刺，痛有定处，拒按。查颈部生理曲度减小，肌肉僵硬，C4~5、C5~6 棘突压痛，颈部活动范围受限，击顶试验（＋），椎间孔挤压试验（＋），臂丛神经牵拉试验（－），双上肢肌力及皮肤感觉无异常。劳累致颈部气血凝滞，运行不利，不通则痛，故辨病为项痹。观舌质暗，脉弦，故为气滞血瘀。

【治法】活血祛瘀止痛。

【方药】黄芪桂枝五物汤：黄芪 30 g，芍药 15 g，桂枝 9 g，生姜 6 g，大枣 3 枚。

【服法】1 日 1 剂，水煎，分早晚口服。

颈椎病推拿，1 日 1 次。

颈椎牵引，1 日 1 次。

颈部中药硬膏热贴敷、埋针、中药蒸汽脉冲，1 日 1 次。

颈部中药蒸汽浴，1 日 1 次。

【复诊】2013 年 3 月 28 日，患者诉四肢麻木症状明显减轻，仍感颈部僵硬，活动受限。查：颈部曲度减小，肌肉僵硬，活动受限，击顶试验（－），椎间孔挤压试验（＋），臂丛神经牵拉试验（－），双上肢肌力及皮肤感觉无异常。

焦主任查房后示：患者虽然四肢麻木症状改善，但颈部曲度未恢复，肌肉僵硬，如此仍易反复，手法治疗时应以恢复正常颈椎曲度为目的，必要时可配合银质针治疗。

2012年4月8日，患者诉颈及四肢症状已消失。查：颈部曲度恢复，肌肉无僵硬，活动范围正常，击顶试验（－），椎间孔挤压试验（－），臂丛牵拉试验（－），双上肢肌力及皮肤感觉无异常。焦主任查房后示：患者现已临床治愈，指导行犀牛望月功能锻炼，并嘱减少伏案时间，保暖，调整卧枕。

【按语】颈椎病临床症见多种多样，但治疗原则万变不离其宗，焦主任经常说恢复椎体的正常形态是治疗的根本，不用去具体考虑哪根神经、血管受压，只要将曲度恢复，改善侧弯、旋转，相应的关节、肌肉、韧带自然恢复正常，受压的组织就会改善。这个方法在临床治疗中很见效，使用在推拿、针刺、理疗方面，使中医保守治疗的目的性更强，效果更持久。

颈椎病案八

程某某，男，47岁。

初诊时间：2013年8月7日。

【主诉】颈部疼痛伴活动受限1天。

【初诊】患者1天前受凉后出现颈部疼痛，伴活动不利，以夜间为甚，影响睡眠，曾自行热敷治疗，症状加重。故于今日在武警宁夏总队医院就诊，经MRI检查，诊断为颈椎病，建议手术治疗，患者未接受，来银川市中医医院就诊。

【辅助检查】MRI（2013年8月27日武警宁夏总队医院）：颈椎曲度消失，C5~6、C6~7椎间盘突出，硬膜受压明显。

【辨证分析】患者颈部疼痛伴活动受限，畏寒喜热，颈部感受风寒，致气血凝滞，风性游走，寒主收引，主痛，不通则痛，故辨病为项痹，观舌暗淡，苔薄白，脉细弦，为风寒湿型。

【治法】温经活血，驱寒除湿，通络止痛。

【方药】舒筋汤加减：当归 12 g，白芍 12 g，姜黄 15 g，海风藤 15 g，海桐皮 12 g，羌活 15 g，防风 15 g，续断 12 g，元胡 15 g，甘草 10 g。

【服法】1 日 1 剂水煎，分早晚餐后温服。

颈椎牵引，1 日 1 次。颈背部中药熏蒸洗，1 日 1 次。

颈部硬膏热贴敷、埋针、中药蒸汽脉冲，1 日 1 次。

【复诊】2013 年 9 月 3 日，患者颈部疼痛改善，活动范围较前增大，查：经部生理曲度变直，肌肉僵硬，击顶试验（＋），双上肢肌力及皮肤感觉无异常。焦主任查房后示：患者虽症状缓解，但颈部曲度未恢复，这样很易复发，加之患者颈部肌肉僵硬，可配合颈部推拿，或颈部银质针密集治疗，考虑患者情况予颈部银质针治疗。

2013 年 9 月 13 日，患者颈部症状消失，活动正常，颈部曲度改善，肌肉僵硬缓解，活动范围正常，焦主任查房后指示：患者以治愈，但仍需坚持颈部功能锻炼，降低卧枕高度，注意保暖。

【按语】临床遇到很多影像学非常严重，病人症状重，但查体、体征无手术指征，经保守治疗后，随访多年，愈后良好的。做保守治疗也一定要精确，明白哪些人可以治疗，哪些人需要手术，哪些人可以停止治疗，那些人必须坚持，不能以患者的症状为治疗依据，腰重视查体、体征。症状是患者就诊，治疗的动力，但绝不是医者的依据。临床治疗目光要放远点，不要只看到近期、短期效果，需从长计议。

颈椎病案九

杨某某，男，37 岁。

初诊时间：2013 年 10 月 8 日。

【主诉】颈痛伴左上肢麻木 2 周。

【初诊】患者 2 周前因劳累后出现颈部疼痛，伴左上肢麻木，活动受限，以夜间为甚，影响睡眠。曾在宁夏医科大学附属医院行颈椎 MRI，诊断为颈椎病，予以颈部理疗治疗，来银川市中医医院就诊。

【辅助检查】MRI（2013 年 9 月 24 日宁夏医科大学附属医院）：颈椎曲度消失，C5~6 椎间盘突出，硬膜受压明显。

【辨证分析】患者颈痛伴左上肢麻木，痛如刀割，痛处固定，昼轻夜重，颈部生理曲度减小，肌肉僵硬，活动范围受限，击顶试验（+）、椎间孔挤压试验（+）、臂丛牵拉试验（+）双上肢肌力及皮肤感觉无异常，颈部劳累致气血凝滞，运行不利，不通则痛，辨病为项痹，观舌质暗红，脉弦，为气滞血瘀证。

【治法】活血祛瘀止痛。

【方药】黄芪桂枝五物汤加减：黄芪 30 g，桂枝 12 g，赤芍 15 g，元胡 15 g，白芷 12 g，羌活 15 g，生姜 6 g，大枣 3 枚。

【服法】1 日 1 剂水煎，分早晚餐后温服。

颈椎牵引，1 日 1 次。颈椎病推拿，1 日 1 次。

颈部中药硬膏热贴敷、埋针、中药蒸汽脉冲，1 日 1 次。

颈部磁热疗法，1 日 1 次。颈部中药熏洗，1 日 1 次。

【复诊】2013 年 10 月 15 日，患者颈痛改善，左上肢麻木减轻，查：击顶试验（−）、椎间孔试验（+）、臂丛牵拉试验（−）。焦主任查房后示：患者左侧肩胛提肌止点及四边孔处压痛明显，并可触及硬结，此两处可行小针刀松解，手法治疗时力度宜轻柔，尽量恢复颈椎生理曲度，嘱患者降低卧枕高度，减少低头，注意保暖。

2013 年 10 月 22 日，患者颈及上肢症状基本缓解，左手拇指略感麻木，查：颈部生理曲度恢复，肌肉僵硬不显，活动范围正常，椎间孔挤压试验（−），焦主任查房指示：患者已临床治愈，需坚持颈部功能锻炼，防止复发。

【按语】该病为临床常见病，引起病因多为长期伏案或长期低头工作者，损伤局部气血经络，致使气血瘀滞，筋脉失养，治疗方法多样，在临床诊治中应根据患者症状、体征、体质、舌苔、脉象结合影像学变化情况，灵活采取辨证施治、施法、施方，根据病情缓急分别采取施法，全身症状与局部体征并重，药物与手法同用，内外用药，针刀与银质针互补的治疗原则，恢复椎体的内外动静态活动平衡目的。

此患者症状同一般神经根型颈椎病，但程度明显要严重，尤其特征影响夜间睡眠，总结规律发现，此类患者行颈椎 MRI，多可见一至多节椎间盘突出，治疗时病情多迁延。早期宜使用消水肿，营养神经药物，否则极易引起症状加重。后期配合针刀、银针进行椎管外软组织松解，多可收到良好效果。

颈椎间盘突出案一

王某某，男，44 岁。

初诊时间：2012 年 12 月 19 日。

【主诉】颈部僵硬伴双上肢麻木 3 月。

【初诊】患者 3 月前乘车时急刹车。头部撞击后出现颈部僵硬，活动受限，双手部烧灼、麻木，无头痛、恶心呕吐及神志变化。前往市人民医院就诊，经颈椎 MRI 检查，颈椎间盘突出症，住院西行颈托佩戴及活血化瘀、营养神经药物静滴，治疗 3 周后患者双手部烧灼感消失，但时感双上肢麻木，颈部僵硬，活动不利，来银川市中医医院就诊。

【辅助检查】MRI（2012 年 11 月 05 日银川市医院）：颈 5~6 椎间盘突出，颈髓及右侧脊神经受压。

【辨证分析】患者外伤致颈部僵硬，活动受限，双上肢麻木，观舌紫暗，苔薄。脉弦。外力导致局部气血瘀阻不通，伤及经脉，不通则痛，双上肢失其濡养，故见麻木，故辨证为血瘀气滞。

【治法】活血祛瘀，通络止痛。

【方药】桃红四物汤合通窍活血汤加减：桃仁 9 g，红花 9 g，赤芍 12 g，川芎 15 g，当归 12 g，生地黄 15 g，川牛膝 9 g，乳香 6 g，没药 6 g，全虫 6 g，三七粉（冲）3 g。

【服法】1 日 1 剂，水煎分 2 次服。

颈椎牵引（5 kg），1 日 1 次，佩戴颈托；

颈部中药定向透入，1 日 1 次；

肌注甲钴胺 500 ug，1 日 1 次。

【复诊】2012 年 12 月 26 日，患者颈部仍感僵硬，双上肢麻木减轻，夜间睡眠正常。查：颈部曲度差，肌肉僵硬，C5、6、7 棘突压痛明显，双上肢肌力正常，双手虎口区皮肤感觉减退，左侧 Hoffman 征（+）、舌暗红、苔白、脉弦细。焦主任指示：患者发病诱因为外伤致瘀血阻滞，内因为肝肾不足，筋骨不坚，治疗中应注重补益肝肾，强筋健骨以治其本。患者颈椎稳定性差，治疗中应注意力度，棘突压痛为棘上韧带损伤表现，选择 C5、C7 棘突，行小针刀松解。调整口服汤剂去三七粉，加桑寄生 15 g、熟地黄 12 g、杜仲 12 g。

2013 年 1 月 4 日，患者感颈部明显轻松，活动范围增大，双上肢麻木局限于双食指。查：颈部曲度恢复，肌肉僵硬改善，击顶试验（-），双上肢肌力正常。观舌质淡红，苔薄白，脉滑。焦主任指示：患者颈部肌肉放松后，椎体稳定性降低，对于颈椎间盘突出患者，切记防止治疗过度。今日起停各项治疗，指导行颈部功能锻炼，

【按语】外伤致颈椎间盘突出患者，临床很常见，如怀疑为此类病，需第一时间颈托固定，行颈椎 MRI 检查，明确病情，早期应活血通络，中后期通过牵引、理疗、推拿治疗，促进间盘还纳。治疗中应注意力度和时间，防止过度的松解肌肉、韧带而致退化的颈椎失稳。应明白椎体的退化是根本，外伤只是诱因，中药治疗时应注意补益肝肾。

腰椎间盘突出案一

王某某，女，50岁。

就诊日期：2013年3月6日。

【主诉】腰痛伴左下肢放射痛1天。

【初诊】患者诉1天前因拖地后感腰部疼痛难忍，起翻身困难，并出现左下肢放射性疼痛，疼痛沿左侧臀部、左大腿后外侧放射至小腿前外侧，坐立、行走时明显，来银川市中医医院就诊，拍片示：L4~5、L5~S1椎间盘膨出，遂以"腰椎间盘突出症"收入院。

【体格检查】腰椎生理曲度消失，L4~5、L5~S1棘突旁压痛（＋），左下肢直腿抬高试验（＋）30°，腰椎活动度：前伸60°，后伸10°，左伸10°，右伸10°。

【辅助检查】腰椎CT示：L4~5、L5~S1间盘膨出，余（－）。

【治法】活血祛瘀止痛。

【处方】身痛逐瘀汤加减，方药如下：桃仁9g，红花6g，当归9g，川芎12g，没药6g，秦艽9g，独活9g，甘草6g，川续断10g，赤芍15g，香附10g，川牛膝10g，地龙10g。

【服法】凉水煎服，1日1剂，分2次温服

【复诊】服用汤剂后，配以腰椎牵引、腰椎按摩及理疗，服用7剂后，患者腰痛明显减轻，轻侧翻身活动可，行走时左下肢疼痛减轻，麻木不适，于方中加木瓜10g、全蝎9g以舒筋通络止痛、止麻，再服7剂后，患者腰部疼痛缓解，嘱出院后加强腰背肌功能锻炼。

【按语】腰椎间盘突出症是骨伤科的常见病，多发病属于中医"腰痛""痹证"的范围。其病因病机：一为感受风寒或坐湿地，风寒水湿之邪浸渍经络，经络之气阻滞而发病；二为跌扑闪挫积累陈伤、经筋、络脉受损，瘀血凝滞所致；三为后期伴有正气亏虚，肝肾不足，气血瘀滞型好发于中青年体力劳动者，有明显腰部闪扭伤史，伤后感腰部不能活动，疼痛难忍，日轻夜重，痛有定处，仰卧转侧艰难，舌质暗红，脉弦紧或涩，治疗以活血祛瘀、舒筋通络、补气止痛为主，方用身痛逐瘀汤，通览本方：川芎活血行气、祛风止痛，川牛膝、川续断补肝肾、强筋骨，川牛膝又引绪药下行，桃仁、红花、没药活血化瘀、当归补血、活血，秦艽、独活通经络、止痹痛，香附、元胡行气止痛，诸药配伍以补肝肾、通络止痛、祛瘀散邪之功，标本兼治，为治疗腰椎间盘突出症之良方。同时结合腰椎牵引、针灸、推拿、小针刀等治疗取得更好的效果。

腰椎间盘突出案二

吴某，女，52岁。

就诊日期：2013年4月18日。

【主诉】腰部疼痛伴右下肢放射痛2年，加重4天。

【初诊】患者缘于2年前，因劳累后感腰部酸痛，活动不利，来私人诊所按摩治疗10日，腰部疼痛缓解，未引起本人重视，近2天又因劳累后感腰痛剧烈向右下肢放射至足踝，来银川市中医医院就诊。

【体格检查】腰椎弧度消失，腰肌僵硬，L4~5椎体棘突旁右侧压痛（++）叩击痛（++），右直腿抬高试验20°（+），余（－）。

【辅助检查】腰椎CT示：L4~5椎间盘突出。

【治法】补益肝肾，益气活血。

【处方】补骨脂15 g，菟丝子20 g，巴戟天15 g，黄芪20 g，当归15 g，白芍15 g，川芎15 g，杜仲10 g，川续断15 g，肉苁蓉15 g，白芥子10 g，威灵仙10 g，细辛3 g，乳香、没药各10 g，蜈蚣4 g，地龙10，血藤30 g，制川乌7 g，独活10 g。

【服法】5剂水煎服，1日1剂。

【复诊】5剂后腰痛明显减轻，且能转侧活动，唯感右下肢仍麻木疼痛，此方有效，又 15 剂后病愈。

【按语】本病为纤维环退化破裂，髓核从裂隙突出，椎后纵韧带压迫神经根所致，肝肾亏虚，风寒湿邪侵袭或跌扑损伤等皆可致腰部气血瘀滞，筋脉闭塞，阻滞不通而发病。本方以补骨脂、巴戟天、肉苁蓉、菟丝子、杜仲、川续断、川牛膝、骨碎补为君，以补肝肾壮筋骨，以黄芪、当归、川芎、白芍为臣补气养血；以穿山甲、威灵仙、桂枝、制川乌、独活、白芥子、细辛温通经络，祛风湿以镇痛；再以蜈蚣、地龙、全蝎搜风通络，以加强通络之力，诸药合用补肝肾，益气血，祛寒湿，通经络之功效，所以疗效显著。

腰椎间盘突出案三

陈某某，女，50 岁。

初诊时间：2012 年 8 月 17 日。

【主诉】腰痛伴左下肢放射痛 1 天。

【初诊】患者诉 1 天前因拖地后感腰部疼痛难忍，起坐翻身困难，并出现左下肢放射性疼痛，疼痛沿左侧臀部，左大腿后外侧放射至左膝关节处。以坐及站立行走时明显。穿拖鞋袜困难。行走不便。于 8 日 17 日来银川市中医医院门诊拍腰椎 CT 示：L4~5，L5~S1 间盘膨出。遂以"腰椎间盘突出症"住院。

【辅助检查】腰椎 CT 示：（1）L3~4，L4~5，L5~S1 间盘膨出。

（2）腰椎退行性骨关节病。

【辨证分析】患者因以往起居不慎，劳逸失调，损伤筋骨，气血瘀滞。经脉不利。不通则痛。故见腰痛。轻则活动不利。气血运行不畅。肢体活动不利，则可见右下肢疼痛，舌质暗红，苔薄白，脉弦涩，均为血瘀之征。

【治法】活血祛瘀止痛。

【方药】身痛逐瘀汤加减：桃仁 9 g，红花 6 g，当归 9 g，川芎 12 g，没药 6 g，秦艽 9 g，独活 9 g，甘草 6 g，川续断 10 g，赤芍 15 g，香附 10 g，川牛膝 10 g，地龙 10 g，甘草 6 g，元胡 15 g。

【服法】凉水煎服，1 日 1 剂，分 2 次温服。

【复诊】服用汤剂的同时。配以腰椎牵引，腰部按摩治疗。患者腰痛明显减轻，轻则翻身活动可，行走时左下肢疼痛减轻感麻木不适。于原文中加入木瓜 10g，全蝎 9g 以舒筋通络止麻。再服 7 剂后患者腰部无明显疼痛，左下肢麻木明显减轻，嘱出院后加强腰肌功能锻炼。

【按语】腰椎间盘突出症是骨伤科的常见病。多发病。属于中医"腰痛"，"痹症"的范畴，其病因病机，感受风寒或坐卧湿地，一风寒水湿之邪浸渍经络。经络之气阻滞而发病。二为跌扑闪挫积累陈伤，经筋，经络受损。瘀血凝滞所致；三为后期伴有正气亏虚，肝肾不足，气滞血瘀，好发于中青年体力劳动者。有明显腰部山扫外伤史。伤后感腰部不能活动，疼痛难忍，日轻夜重，痛有定处，痛处拒按。俯卧转侧艰难，舌质暗红，脉弦紧或涩。治疗以活血祛瘀，舒筋通络，行气止痛为主，方用身痛逐瘀汤，通资本方。川芎活血行气，祛风止痛，川牛膝、川续断补肝肾，强筋骨。川牛膝又引诸药下行。桃仁、红花、没药活血化瘀。当归补血活血，秦艽、独活通经络，止痹痛。香附、元胡行气止痛。诸药配伍以补肝肾，通络止痛。祛瘀散邪之功。标本兼治，为治疗腰椎间盘突出症之良方。同时如结合腰椎牵引，针灸、推拿，小针刀等治疗能取得更好的效果。

腰椎间盘突出案四

保某，女，27 岁。

初诊时间：2013 年 3 月 18 日。

【主诉】腰部疼痛伴右下肢放射痛半年。

【初诊】患者半年前劳累后出现腰部疼痛，活动不利，伴右下肢放射痛，端坐行走时为甚。无发热盗汗等全身症状。未行特殊治疗。曾入银川市中医医院就诊，门诊进行腰椎 CT 扫描检查，诊断为"腰椎间盘突出症"，遂入院治疗。

【辅助检查】CT 扫描：（2013 年 2 月 27 日银川市中医医院）腰椎侧弯，L4~5 椎间盘膨出，硬膜受压。

【辨证分析】患者腰痛伴右下肢放射痛，痛如针刺，痛有定处，拒按，劳累致腰部气血凝滞，运行不利，不停则痛。查：腰部生理曲度减小，向左侧弯，肌肉僵硬，L4~5 棘突压痛，腰部活动受限，直腿抬高试验左（70°），右（40°），加强栓（+）。右侧"4"字试验（+）。双下肢肌力及皮肤感觉无异常。故辨病为腰痹，观舌质暗，脉弦为血瘀证。

【治法】活血祛瘀止痛。

【方药】身痛逐瘀汤加减口服：桃仁 9 g，红花 6 g，当归 9 g，川芎 12 g，没药 6 g，秦艽 9 g，独活 9 g，甘草 6 g。

【服法】1 日 1 剂，水煎分 2 次服。

腰椎磁热治疗，1 日 1 次。

腰部中药熏洗治疗，1 日 1 次。

腰部硬膏热贴敷，埋针，中药蒸汽脉冲，1 日 1 次。

【复诊】2013 年 3 月 28 日，患者诉右下肢放射痛完全消失，感觉腰部酸困，端坐时明显。查：腰部生理曲度改善，侧弯减轻，L4~5 棘突腰痛消失，直腿抬高试验左（70°），右（70°）加强试验（+）双下肢肌力及皮肤感觉无异常。焦主任查房后指示：患者腰部及右下肢症状均为腰椎侧弯，生理曲度减小引起，治疗时腰部埋针应在侧弯弧点处布针，并可考虑银质针治疗，以彻底松解肌肉。

2013 年 4 月 8 日，患者诉腰部症状已消失，活动及端坐无不适。查：腰部曲度恢复正常，肌肉无僵硬，活动范围正常。复查腰椎 X 线片示：腰椎侧弯已纠正，曲度基本正常。焦主任查房后指示：患者治疗效果显著，3 周影像学检查恢复正常，治疗已可结束，但需注意日常生活，工作习惯，并坚持功能锻炼，防止复发。

【按语】该患者年轻，但脊柱生理曲度均有改变，初接诊时一度考虑是否伴有免疫系统疾病，后治疗中发现肌肉、韧带劳损明显，考虑与患者睡软床、卧沙发等不良习惯有关，积极治疗纠正不良习惯，并指导行功能锻炼，收效甚佳，关键是临床此年龄段患者大多不能坚持治疗，只要稍感轻松就停止治疗，生活恢复旧习。延误病情，待病情加重，再行治疗，效果不佳，甚至必须手术才可。

腰椎间盘突出案五

刘某某，女，36 岁。

初诊时间：2013 年 3 月 19 日。

【主诉】腰痛伴右下肢放射痛 10 日。

【初诊】患者 10 日前弯腰劳累后出现腰部疼痛，活动不利，伴右下肢放射痛，无法行走，影响睡眠，无发热、盗汗等全身症状。曾在解放军第解放军第五医院就诊，经腰椎 CT 扫描诊断为腰椎间盘突出症，静滴脱水肿药物治疗，效果不明显，来银川市中医医院就诊。

【辅助检查】CT 扫描（2013 年 3 月 13 日解放军第五医院）：L4~5、L5~S1 椎间盘突出伴钙化，双侧神经根受压。

【辨证分析】患者腰痛伴右下肢放射痛，痛如针刺，痛有定处，拒按。查：腰部生理曲度减小，肌肉僵硬，L4~5、L5~S1 棘突压痛，腰部活动受限，直腿抬高试验左（70°）、右（40°），加强试验（+），双下肢肌力及皮肤感觉无异常。劳累致腰部气血凝滞，运行不利，不通则痛，故辨病为腰痹。观舌质暗，脉弦为血瘀证。

【治法】活血祛瘀止痛。

【方药】身痛逐瘀汤加减：桃仁 9 g，红花 6 g，当归 9 g，川芎 12 g，没药 6 g，秦艽 9 g，独活 9 g，甘草 6 g。

【服法】1 日 1 剂，凉水煎服，1 日 2 次。

腰椎俯卧牵引（30 kg），1 日 1 次。

腰部磁疗，1日1次。

腰部中药硬膏热贴敷、埋针、中药蒸汽脉冲，1日1次。

【复诊】2013年3月28日患者腰部症状改善，平卧右下肢症状消失，下地行走右下肢仍感放射痛。查：腰部曲度减小，肌肉僵硬，L4~5棘突压痛，直腿抬高试验左（70°），右（60°），加强试验（＋），双下肢肌力及皮肤感觉无异常。焦主任查房后指示：患者腰部曲度及肌肉恢复不理想，可配合行银质针治疗，以改善腰部曲度，同时指导患者行拱桥功能锻炼。

2013年4月8日，患者诉腰及右下肢症状基本消失，已可正常下地行走。查：腰部生理曲度恢复，肌肉无僵硬，腰部活动范围正常，直腿抬高试验（－），双下肢肌力及皮肤感觉无异常。焦主任查房指示：该患者已基本临床治愈，可停各项治疗，指导日常生活减少弯腰，禁坐、卧沙发及矮凳，坚持腰部功能锻炼。

【按语】该患者症状重，影像学表现也较重，西医建议手术治疗，CT示L5~S1后纵韧带钙化，伴椎管狭窄，确需手术。但仔细查体发现：患者下肢症状为L5神经根受压产生，故仍有保守治疗余地。因患者突出物大，腰椎曲度减小，焦主任对此类患者嘱俯卧牵引，可改善曲度，利于间盘还纳，收效显著。

腰椎间盘突出案六

路某，女，45岁。

初诊时间：2013年1月7日。

【主诉】腰痛伴活动受限1日。

【初诊】患者1天前弯腰拾物时突感腰部疼痛剧烈，无法活动，行走困难，平卧无法缓解，无发热、盗汗等全身症状。曾口服止痛药物治疗，无效。来银川市中医医院就诊，门诊经X线检查诊断为腰椎间盘突出症，遂住院治疗。

【辅助检查】X线片示：腰椎曲度减小，L5~S1椎间狭窄，椎缘增生。

CT扫描：L3~4、L4~5、L5~S1椎间盘膨出，硬膜受压。

【辨证分析】患者弯腰拾物，突致腰痛剧烈，痛有定处，强制性体位，转侧、站立困难，舌质紫暗，边有瘀斑，脉弦涩，扭伤致气血运行不畅，污秽之血不行，致瘀血内结，经络受阻，不通则痛，故辨证为血瘀证。

【治法】活血祛瘀止痛。

【方药】身痛逐瘀汤加减：桃仁9 g，红花6 g，当归9 g，川芎12 g，元胡15 g，没药6 g，秦艽9 g，独活9 g，全虫6 g，川牛膝12 g，甘草6 g。

【服法】1日1剂，水煎分2次服。

腰椎牵引（俯卧位），1日1次；

腰部中药蒸汽浴治疗，1日1次；

腰部中药定向透入，1日1次，佩戴腰围。

【复诊】2013年1月13日，患者腰痛明显减轻，但下地仍需佩戴腰围，弯腰受限。查：腰部曲度改善，肌肉僵硬减轻，右侧腰5横突处压痛，并可触及硬结，双下肢肌力及皮肤感觉无异常，舌质淡红、苔白腻、脉滑。前方去秦艽、全虫，加生薏苡仁30g、茯苓12g。停腰椎牵引，行L5右侧横突小针刀松解。

2013年1月19日，患者腰痛已完全消失，行走、端坐正常，久坐腰部酸困，平卧可缓解。查：腰部曲度可，肌肉僵硬不显，活动范围正常，双下肢肌力及皮肤感觉无异常。观舌淡红，苔薄白，脉平。停各项治疗及口服药物，指导患者行拱桥功能锻炼，及日常生活注意事项。

【按语】该患者腰部曲度减小，仍弯腰拾物，极易造成腰椎间盘向后挤出，早期治疗需绝对卧床休息。患者虽无双下肢症状，但焦主任仍要求行腰椎牵引，并嘱俯卧位，小重量。焦主任解释为患者此病初起，腰椎间盘纤维环弹力及后纵韧带弹性较好，患者腰椎曲度不佳，俯卧牵引，即可改善曲度，又有利于椎间盘还纳，可减少复发。事实证明，确实如此，但此种牵引点到为止，腰痛缓解即可停止。复诊又选腰5横突处，即腰骶韧带附着处，行小针刀松解，做到内外同治，点面结合，口服汤药二诊患者舌脉有内湿之象，加用生薏苡仁、茯苓，三诊舌脉如常。

腰椎间盘突出案七

李某，男，63岁。

初诊时间：2012年11月5日。

【主诉】腰痛伴右下肢放射痛1年。

【初诊】患者1年前劳累后出现腰部疼痛，右下肢放射痛，行走时为甚，平卧可缓解。无发热、盗汗等全身症状。曾在宁夏医科大学附属医院行腰椎MRI检查，诊断为"腰椎间盘突出症"，建议手术治疗，患者未接受，亦未行任何治疗，来银川市中医医院就诊。

【辅助检查】MRI（2011年10月8日宁夏医科大学附属医院）：L4~5椎间盘突出，右侧神经根受压明显。

【辨证分析】患者劳累致腰痛伴右下肢放射痛，痛有定处，强制性体位，转侧、行走困难，舌质紫暗，苔白，脉弦细，为腰部污秽之血不行，乃至瘀血内结，导致经络受阻，不通则痛，辨为血瘀证。

【治法】活血祛瘀止痛

【方药】身痛逐瘀汤加减：桃仁9g，红花9g，独活12g，秦艽12g，川芎15g，当归9g，没药6g，川牛膝9g，地龙6g，桑寄生12g，杜仲6g，甘草6g。

1日1剂，水煎分2次服。

腰部手法推拿治疗，1日1次；

腰椎牵引，1日1次；

腰部中药定向透入，1日1次，佩戴腰围。

【复诊】2012年11月12日，患者腰痛基本缓解，右下肢放射痛减轻，右小腿外侧酸麻明显，以行走时为甚，平卧可减轻。查：腰部曲度欠佳，肌肉僵硬，L4~5棘突压痛，直腿抬高试验左（70°），右（60°），加强试验（+），双下肢肌力及皮肤感觉无异常。观舌紫暗，苔薄白，脉弦细。焦主任指示：患者腰椎退化明显，椎体稳定性差，椎间盘缩水，椎体失稳，现患者下肢症状减轻，停腰椎牵引，手法推拿以恢复正常曲度为目的，调整汤剂，加丹参 15 g、生地黄 15 g。

2012 年 11 月 26 日，患者腰及右下肢症状消失，久行、久站感右小腿外侧酸困，休息后可缓解。查：腰椎曲度可，肌肉无僵硬，活动范围正常，直腿抬高试验左（70°），右（70°），加强试验（－），双下肢肌力及皮肤感觉无异常。停各项治疗，指导行拱桥功能锻炼。

【按语】老年性腰椎间盘突出症，是由于椎间盘髓核水分丢失，椎间高度变小，退变纤维环破裂，失营养的髓核碎片挤入椎管，多伴有椎体的失稳，特点是椎间小关节不稳，随意动作、遇风寒均可使症状发生，易复发。治疗原则以恢复腰椎内平衡，增加腰椎稳定性为目的，保守和手术治疗原则一致，此类病人多夹有肝肾亏虚，中药汤剂中应加用补益肝肾药物。

腰椎间盘突出案八

张某，女，38 岁。

初诊时间：2013 年 2 月 18 日。

【主诉】腰痛伴左下肢放射痛半年。

【初诊】患者半年前因汽车撞伤出现腰部疼痛，活动不利，伴左下肢放射痛，端坐时为甚，无发热盗汗等全身症状。曾在外院行腰部理疗治疗，自感症状减轻。近日患者感左下肢放射痛明显，来银川市中医医院就诊。

【辅助检查】MRI（2013 年 1 月 24 日宁夏医科大学附属医院）：L3~4、L4~5 椎间盘膨出，硬膜受压。

【辨证分析】患者腰痛伴左下肢放射痛，痛如针刺，痛有定处，拒按，外伤致腰部气血瘀滞，运行不利，不通则痛，故辨病为腰痹，观舌质暗，脉弦，故为血瘀证。

【治法】活血祛瘀止痛。

【方药】身痛逐瘀汤加减口服：桃仁 9 g，红花 6 g，当归 9 g，川芎 12 g，没药 6 g，秦艽 9 g，独活 9 g，甘草 6 g。

【服法】1 日 1 剂，水煎分 2 次服。

腰部中药蒸汽浴治疗，1 日 1 次；

腰部硬膏热贴敷、埋针、中药蒸汽脉冲，1 日 1 次；

骶管滴注治疗。

【复诊】2013 年 2 月 25 日，患者今日诉骶管滴注治疗后感左下肢放射痛改善，但腰部感无力，活动受限，行走时总感腰部"打闪"，平卧又感腰部酸困。查：腰部曲度可，肌肉僵硬减轻，L5~S1，L4/5 棘突压痛，腰部活动范围受限，直腿抬高试验左（60°），右（70°），加强试验（+），双下肢肌力及皮肤感觉无异常。焦主任查房后指示：患者腰部症状多样，既有肌肉症状，又有神经根刺激症状，观腰椎 MRI 视神经无明显压迫。结合病史为腰部外伤引起，患者表现为腰部失稳，故治疗中不可能简单以腰椎间盘突出症进行治疗，应考虑患者椎体稳定性，不行牵引、推拿。以中药定向透入，腰围固定，配合腰部功能锻炼。

2013 年 3 月 8 日，患者诉左下肢症状消失，腰部酸困，活动范围增大。查：腰部生理曲度正常，肌肉无明显僵硬，活动范围正常，双下肢直腿抬高试验左（70°），右（70°），加强试验（+），双下肢肌力及皮肤感觉无异常。焦主任查房后指示：患者下肢神经症状已消失，腰部行拱桥功能锻炼，增加腰背肌力量，稳定腰椎，减少腰围佩戴时间。

【按语】患者为典型腰椎间盘突出症患者，症状、体征均符合，可治疗方案以理疗腰部固定，功能锻炼为主，更趋向于腰椎体损伤的治疗，可治疗的效果良好，成分体现了同病异治、异病同治。临床治疗中应明确病机，因人治疗。

腰椎间盘突出案九

杨某某，男，78 岁。

初诊时间：2013 年 7 月 15 日。

【主诉】腰痛伴右下肢放射痛 1 月余。

【初诊】患者诉 1 月前弯腰活动时突感腰部疼痛，伴右下肢放射痛，无法站立行走，无发热、盗汗等全身症状，遂就诊于银川市第一人民医院，经中药熏洗、拔罐治疗后无缓解。来银川市中医医院就诊。

【辅助检查】CT 扫描（2013 年 7 月 13 日银川市中医医院）：L4~5 椎间盘突出，继发椎管狭窄，右侧神经根受压。

【辨证分析】患者腰痛伴右下肢放射痛，痛如针刺，痛有定处，拒按。查：腰部生理曲度减小，肌肉僵硬，L4~5 棘突及右侧椎旁压痛，腰部活动受限，直腿抬高试验左（70°），右（45°），加强试验（+），双下肢肌力及皮肤感觉无异常。劳累致腰部气血凝滞，运行不利，不通则痛，故辨病为腰痹，观舌质暗红，脉弦为血瘀证。

【治法】活血祛瘀止痛。

【方药】身痛逐瘀汤加减：桃仁 9 g，红花 6 g，当归 9 g，川芎 12 g，没药 6 g，秦艽 9 g，独活 9 g，甘草 6 g。

【服法】1 日 1 剂，凉水煎服，1 日 2 次。

腰部中药硬膏热贴敷，埋针，中药蒸汽脉冲治疗，1 日 1 次。

腰部中药熏洗，1 日 1 次。

腰部磁疗，1 日 1 次。

【复诊】2013 年 7 月 23 日，患者诉腰痛明显减轻，平卧位右下肢放射痛已消失，但仍无法下地行走。查：腰部曲度差，肌肉僵硬，L4~5 棘突及右侧椎旁压痛仍存在，腰部活动范围受限，双下肢肌力及皮肤感觉无异常。焦主任查病人后指示：患者虽影像学表现为椎管狭窄，但症状及体征均为典型腰椎间盘突出症表现，且无双下肢肌力及皮肤感觉异常，患者康复概率较大，患者腰椎曲度欠佳，予手法治疗，以弹压为主，意在恢复正常曲度。

2013年8月1日，患者腰及右下肢症状完全消失，已可佩戴腰围下地行走500m以上。查：腰椎曲度改善，肌肉僵硬缓解，活动范围正常。直腿抬高试验（－），双下肢肌力及皮肤感觉无异常。焦主任查病人后示：患者治疗效果显著，现已临床治愈，腰部曲度基本恢复，腰部中线及下肢负重正常，故将来复发概率小。嘱患者坚持拱桥功能锻炼，注意生活习惯。

【按语】该患者就诊时发现症状、体征及影像学不太相符，还有保守治疗的余地，通过治疗康复发现，并无椎管狭窄症状产生。后使用常规腰椎间盘突出症治疗方案，效果明显。临床常见症状、体征及影像学三者不相对称患者，治疗过程中勤询问、勤查体，总能找到病因，对因治疗，达到满意疗效。

腰椎间盘突出案十

李某某，女，59岁。

初诊时间：2013年7月22日。

【主诉】腰痛伴活动受限3天。

【初诊】患者3天前转腰时突然出现腰部疼痛伴活动受限，行走困难，平卧后无缓解，无发热、盗汗等全身症状。未行任何诊治，来银川市中医医院就诊，门诊经X线检查诊断为"腰椎间盘突出症"，遂住院治疗。

【辅助检查】X线（2013年7月20日银川市中医医院）：腰椎曲度消失，L3~4，L4~5椎间隙狭窄，椎缘增生明显。

【辨证分析】患者腰痛伴活动受限，痛如针刺，痛有定处，昼轻夜重，拒按。查：腰部生理曲度减小，肌肉僵硬，L4~5棘突压痛，腰部活动受限，直腿抬高试验左（60°），右（60°），加强试验（＋），双下肢肌力及皮肤感觉无异常。劳累致腰部气血凝滞，运行不利，不通则痛，故辨病为腰痹，观舌质暗，脉弦为血瘀证。

【治法】活血祛瘀止痛

【方药】身痛逐瘀汤加减：桃仁9g，红花6g，当归9g，川芎12g，没药6g，秦艽9g，独活9g，甘草6g。

【服法】1日1剂，凉水煎服，1日2次。

腰椎间盘突出推拿，1日1次。

腰部中药熏洗，1日1次。

腰部中药硬膏热贴敷，埋针，中药蒸汽脉冲治疗，1日1次。

腰部磁热疗法，1日1次。

【复诊】2013年7月30日，患者诉腰部疼痛已缓解，但活动仍受限，以弯腰时为甚。查：腰部曲度减小，肌肉僵硬改善。直腿抬高试验（－），双下肢肌力及皮肤感觉无异常。焦主任查病人后指示：该患者腰椎曲度恢复不理想，观X线片示腰椎骨质良好，生命体征平稳，今日起手法治疗时在胸及大腿部加垫枕，进行弹压手法，将腰部腾空，加大力度。

2013年8月6日，患者腰部症状消失，活动正常。查：腰部生理曲度恢复，肌肉无僵硬，活动范围正常，直腿抬高试验（－），双下肢肌力及皮肤感觉无异常。焦主任查病人后指示：患者治疗效果可，已临床治愈，可停止治疗，坚持行拱桥锻炼，防止复发。

【按语】初接诊此患者是以为急性腰扭伤，查体时发现痛点位于L4~5棘间，并且患者疼痛剧烈，根本无法忍受，平卧亦不改善，治疗1周左右症状才平稳，发现还是区别于急性腰扭伤。治疗中以恢复腰部曲度为目的，曲度恢复后患者进行日常活动时尚留有余地，不易复发。临床治疗中应以体征为标准，切不可以症状为标准。

腰椎间盘突出案十一

李某某，女，43岁。

初诊时间：2013年6月27日。

【主诉】腰痛伴左下肢放射痛1月。

【初诊】患者1月前劳累后出现腰部疼痛，活动不利，伴左下肢放射痛，行走时为甚，平卧可缓解。无发热、盗汗等全身症状，曾在私人诊所行按摩、针灸治疗，无效。在宁夏医科大学附属医院行腰椎MRI检查，诊断为"腰椎间盘突出症"，建议保守治疗，来银川市中医医院就诊。

【辅助检查】MRI（2013年6月18日宁夏医科大学附属医院）：L3~4、L5~S1椎间盘突出，硬膜及神经根受压。

【辨证分析】患者腰痛伴左下肢放射痛，痛如针刺，痛有定处，拒按。查：腰部生理曲度消失，肌肉僵硬，L3~4、L5~S1棘突压痛，及左侧椎旁压痛，腰部活动范围受限，直腿抬高试验左（50°），右（70°），加强试验（+），双下肢肌力正常，左小腿后侧皮肤感觉较对侧减弱。劳累致腰部气血凝滞，运行不利，不通则痛，故辨病为腰痹，观舌质暗红，脉弦，为血瘀证。

【治法】活血祛瘀止痛。

【方药】身痛逐瘀汤加减：桃仁9g，红花6g，当归9g，川芎12g，没药6g，秦艽9g，独活9g，甘草6g。

【服法】1日1剂，凉水煎服，1日2次。

腰椎俯卧位牵引，1日1次。

腰部中药熏洗，1日1次。

腰部中药硬膏热贴敷、埋针、中药蒸汽脉冲，1日1次。

腰部磁热疗法，1日1次。

【复诊】2013年7月4日，患者诉腰痛减轻，右小腿酸困，左下肢麻木。查：腰部曲度消失，肌肉僵硬，腰部活动受限，直腿抬高试验左（50°），右（60°），加强试验（＋），双下肢肌力正常，左小腿后侧皮肤感觉减退。焦主任查病人后指示：患者腰部曲度差，肌肉僵硬，MRI 示 L5~S1 中央型突出，突出物较大，故治疗中出现双下肢症状正常，L5~S1 中央型较大椎间盘突出，本为手法推拿禁忌，但该患者可施用，使用中不宜扳提，单纯以弹压改善腰椎曲度即可，并停腰椎牵引。

2013 年 7 月 16 日，患者腰及左下肢放射痛消失，久行偶感小腿后侧麻木，平卧即可缓解。

查：腰部生理曲度消失已缓解，肌肉无僵硬，L5~S1 棘突压痛（－），腰部活动范围正常，双下肢直腿抬高试验（－），双下肢肌力正常，左小腿后侧皮肤感觉基本恢复正常。焦主任查病人指示：该患者治疗效果良好，但 L5~S1 中央型椎间盘突出仍需注意复发，或产生马尾神经刺激症状，应向患者交代清病情，切不可过分乐观，不注意生活工作习惯，指导行拱桥功能锻炼。

【按语】临床治疗中有些病人经常规治疗，症状不减轻，反加重，这时可尝试使用一些非常规治疗，但一定明白原则，知道禁忌，在可掌控的范围内进行操作，有收有放，收放自如。该患者特点就是 L5~S1 中央型椎间盘突出，腰部曲度消失，使用弹压手法调整腰椎曲度有一定的风险，但收效明显。当然也可使用银质针治疗，但患者女性，L3~4、L5~S1 两个节段间盘突出，椎体稳定性差，短时间内放松腰肌，易产生较多症状，不如推拿可循序渐进，患者更易接受。

腰椎间盘突出案十二

李某某，男，36 岁。

初诊时间：2014 年 1 月 3 日。

【主诉】腰痛伴活动受限 1 月

【初诊】患者 1 月前劳累后出现腰部疼痛，活动不利，端坐时为甚。无发热盗汗等全身症状。曾在宁夏医科大学附属医院行 MRI 检查，诊断为"腰椎间盘突出症"，未行治疗。来银川市中医医院就诊。

【辅助检查】MRI（2013年12月19日宁夏医科大学附属医院）：腰椎生理曲度减小，L5~S1椎间盘左后方突出，硬膜受压。

【辨证分析】患者腰痛伴活动受限，痛处固定，L5~S1、棘突及左侧椎旁，痛如针刺，昼轻夜重，腰部劳累至气血凝滞，运行不利，不通则痛，故辨病为腰痹。观舌质暗红，苔薄白，脉弦，辨证为血瘀证。

【治法】活血祛瘀止痛。

【方药】身痛逐瘀汤加减：桃仁12 g，红花12 g，当归12 g，川芎15 g，没药6 g，川牛膝15 g，元胡12 g，白芷15 g，秦艽9 g，独活12 g，甘草10 g。

【服法】1日1次水煎，分早晚两次，饭前温服。

腰部中药硬膏热贴敷，埋针，中药蒸汽脉冲，1日1次。

腰背部中药熏洗，1日1次。

腰部磁热疗法，1日1次。

【复诊】2014年1月10日，患者腰痛减轻，端坐时左侧臀部疼痛。查：腰部曲度差，肌肉僵硬，活动范围减小，直腿抬高实验左（60°）。右（70°），加强实验（＋），双下肢肌力及感觉无异常，焦主任查病人后指出：患者症状及体征轻，影像学严重，治疗中原则相同，仍以恢复椎体正常曲度为目的。左侧髂后嵴中点7~2 cm处压痛，可触及硬结，予以小针刀松解治疗。

2014年1月23日，患者腰部症状消失，活动基本正常，可以端坐。查：直腿抬高实验左（70°），右（70°），加强实验（＋）。焦主任查体后指出：患者已治愈，但需要配合2~3个月的腰部功能锻炼，尽量避免短时间内复发。指导行拱桥功能锻炼。

【按语】对于临床症状、体征相对较轻，但影像学显示严重的患者，在治疗中仍需小心进行，治疗周期应适当延长，并向患者交代病情，不可单纯以患者症状改善为依据。一般依从性强的患者，将来愈后均较理想，反之，患者病情发展迅速，最终不可避免手术治疗。

腰椎间盘突出案十三

张某，女，32岁。

初诊时间：2014年1月2日。

【主诉】腰痛伴活动受限1日。

【初诊】患者1日前弯腰时突然出现腰部疼痛，活动不利，无法站立行走，平卧无缓解。无发热盗汗等全身症状，未行任何诊治，今日由家人扶送银川市中医医院就诊，门诊经检查诊断为"腰椎间盘突出症"。

【辅助检查】CT扫描（2014年1月2日）：L4~L5椎间盘突出，硬膜受压。

【辨证分析】患者腰痛伴活动受限，查腰椎曲度消失，向右侧弯，肌肉僵硬，活动受限，双下肢肌力及皮肤感觉无异常，弯腰活动致腰部气血凝滞，运行不利，不通则痛，故辨病位腰痹，观舌质暗红，苔薄白，脉弦，辨证为血瘀证。

【治法】舒筋通络止痛。

【方药】身痛逐瘀汤加减：桃仁12 g，红花12 g，当归12 g，川芎15 g，没药10 g，秦艽12 g，独活12 g，甘草10 g，赤芍15 g，生地黄30 g。

【服法】1日1剂，水煎，分早晚，饭后温服。

腰部中药熏洗，1日1次。

腰部中药硬膏贴敷，埋针，中药蒸汽脉冲，1日1次，腰部磁热治疗。

【复诊】2014年1月9日，患者腰部疼痛减轻，但活动仍受限，尤以弯腰时为甚。查：上腰段肌肉僵硬，曲度差，压痛明显，焦主任查房后示：患者胸腰段反弓，局部肌肉痉挛，治疗中应以此处为主，并配合腰椎牵引治疗，予以佩戴腰围，腰椎牵引，1日1次。

2014年1月17日，患者腰痛缓解，但平卧起身及变换体位是腰痛，尤以腰椎牵引结束回收时，疼痛剧烈，查：胸腰段曲度恢复仍不理想。焦主任查房后指示：患者行俯卧位腰椎牵引，并予以胸腰段棘突及椎旁小针刀松解。

2014 年 1 月 24 日，患者腰痛消失，活动正常。查：腰部生理曲度恢复，肌肉无僵硬，双下肢及皮肤感觉无异常。指导行腰部功能锻炼，予以出院。

【按语】该患者反复腰部疼痛，活动受限，1 年中多次复发，多地治疗均以腰椎小关节紊乱进行，CT 扫描示：腰椎间盘突出，常规治疗后疼痛改善，但腰部活动仍受限，查体中发现上腰段曲度差，肌肉痉挛，将治疗重点上移后，疗效显著，临床经常有类似经历，标本是相对而言，急则治其标，缓则治其本，该患者在治疗的不同阶段，标本也有不同含义，所以治疗需整体进行，勤查体，随时调整治疗方案。

腰椎间盘突出案十四

曹某某，男，49 岁。

初诊时间：2014 年 2 月 13 日。

【主诉】腰痛伴左下肢放射痛 1 天。

【初诊】患者 1 天前劳累后出现腰部疼痛，活动不利，伴左下肢放射痛，行走时为甚，平卧不缓解。无发热、盗汗等全身症状，曾口服腰痛宁，外敷中药膏治疗无效。来银川市中医医院就诊，门诊经腰椎 CT 扫描诊断为"腰椎间盘突出症"。

【辅助检查】CT 扫描（2014 年 2 月 13 日银川市中医医院）：腰椎生理曲度减小，L5~S1 椎间盘左后方突出，左侧神经根及硬膜受压。

【辨证分析】患者腰痛伴左下肢放射痛，痛如刀割，痛处固定，昼轻夜重，劳累颈腰部气血凝滞，运行不利，瘀滞左下肢筋脉，不通则痛，故辨病位腰痹，观舌质暗红，苔薄白，脉弦，辨证为血瘀证。

【治法】活血祛瘀，通络止痛。

【方药】身痛逐瘀汤加减：桃仁 12 g，红花 12 g，当归 12 g，川芎 15 g，没药 6 g，秦艽 15 g，独活 12 g，甘草 10 g，元胡 10 g。

【服法】1 日 1 剂，水煎，分早晚，饭后温服。

腰椎牵引（25 kg，俯卧位），1 日 1 次。

腰部中药熏洗，1 日 1 次。

腰部中药硬膏贴敷，埋针，中药蒸汽脉冲，1 日 1 次，佩戴腰围。

【复诊】

2014 年 2 月 20 日，患者左下肢症状明显减轻，左侧髂后嵴处有一压痛点，端坐弯腰时此处疼痛明显。焦主任查病人后指示该患者左下肢症状已缓解，停腰椎牵引，左侧髂后嵴处压痛为髂腰韧带及臀上皮神经卡压问题，予小针刀松解即可。

2014 年 2 月 27 日，患者腰及左下肢症状已完全消失，端坐、行走正常。焦主任指导患者行拱桥功能锻炼，并嘱患者避免弯腰抱重物，减少端坐，患者痊愈出院。

【按语】此患者能在 2 周内迅速缓解症状，并恢复正常生活、工作，得益于焦主任对椎管内外病症的判断，患者虽以腰椎间盘突出症收入院，但此病多由慢性腰肌劳损发展而来，急性期治疗注意椎管问题，一旦下肢症状减轻，就需要注意椎管外软组织问题。明确病因所在，选择合适方法，可以缩短疗程，提高疗效，增加患者信心。

腰椎间盘突出案十五

李某，女，60 岁。

初诊时间：2013 年 3 月 21 日。

【主诉】腰痛伴活动受限 1 周

【初诊】患者 1 周前弯腰抱重物后出现腰部疼痛，活动不利，站立，行走困难，无发热、盗汗等全身症状，来银川市中医医院就诊，门诊经腰椎 CT 扫描诊断为"腰椎间盘突出症"，行骶管滴注，腰部理疗治疗，患者自感腰部轻松，为求进一步治疗，遂由门诊以"腰椎间盘突出症"收入住院。

【辅助检查】CT 扫描（2013 年 3 月 14 日）：L2~3，L3~4 椎间盘突出，硬膜及双侧神经根受压。

【辨证分析】患者腰痛伴活动受限，痛如针刺，痛有定处，拒按，劳累致腰部气血凝滞，运行不利，不通则痛，故辨病为腰痹，观舌质暗，脉弦为血瘀证。

【治法】活血祛瘀止痛。

【方药】身痛逐瘀汤加减口服：桃仁 9 g，红花 6 g，当归 9 g，川芎 12 g，没药 6 g，秦艽 9 g，独活 9 g，甘草 6 g。

【服法】1 日 1 剂，水煎分两 2 次服。

腰椎间盘突出推拿治疗，1 日 1 次。

腰部中药蒸汽浴治疗，1 日 1 次。

腰部硬膏热贴敷，埋针，中药蒸汽脉冲，1 日 1 次。

【复诊】2013 年 3 月 28 日，患者今日诉腰痛明显改善，但腰部酸困无力，无法端坐，查：腰部曲度较前改善，肌肉僵硬缓解，左侧髂后棘处压痛，并可触及硬节，双下肢肌力及皮肤感觉无异常，腰椎 X 线检查可见腰 5 椎体轻度前滑，椎体向右侧弯。焦主任查房后指示：该患者腰椎前滑，侧弯，行腰部手法治疗时，应小腹部加垫薄枕，并以恢复腰椎正常生理曲度为目的，右侧髂后棘处痛点，为髂腰韧带损伤引起，今日起行小针刀松解治疗，治疗后患者左侧髂后棘压痛消失。

2013 年 4 月 3 日，患者腰部症状已完全消失，查：腰部曲度可，肌肉无僵硬，活动范围正常，双下肢肌力及皮肤感觉无异常。焦主任查房后指示：患者已临床治疗，下阶段以腰部功能锻炼，巩固疗效，防止复发，指导患者行拱桥功能锻炼。

【按语】该患者入院时仅有腰椎 CT 扫描，予以相关治疗后，疼痛症状改善，但腰部无力酸软，行腰椎平片检查后发现椎体稳定性欠佳，调整推拿手法，并在损伤韧带处行针刀治疗，患者症状消失。X 线片示在临床治疗时指导意义依然很大，对于伴发椎体失稳的病例，增加稳定性是疾病转归的关键。腰椎的滑脱临床常见到髂腰韧带的损伤，行针刀松解后，患者症状可明显改善。同时该处也是手法，针刺治疗的关键点。

腰椎间盘突出术后案一

许某某，女，62 岁。

初诊时间：2014 年 1 月 21 日。

【主诉】腰痛伴右下肢放射痛 3 周。

【初诊】患者 3 周前劳累后出现腰部疼痛，活动不利，伴右下肢放射痛，行走时为甚。无发热、盗汗等全身症状，曾口服强腰健肾丸治疗，无效。来银川市中医医院就诊，门诊检查诊断为"腰椎间盘突出症"。

【既往史】11 年前在宁医院行 L5~S1 椎间盘摘除术，术后均恢复良好。

【辅助检查】CT 扫描（2014 年 1 月 21 日）：L4/5 椎间盘突出，硬膜囊及神经根受压，L5 椎板右侧缺如，符合术后改变。

【辨证分析】患者腰痛伴右下肢放射痛，劳累弯腰致腰部气血瘀滞，瘀滞则经脉运行不利，不通则痛，故见腰及右下肢抽痛，辨病为腰痹，观舌质暗红，苔薄白，脉弦为血瘀证。

【治法】活血通络，舒筋止痛。

【方药】身痛逐瘀汤加减：桃仁 12 g，红花 12 g，当归 12 g，川芎 15 g，没药 10 g，秦艽 12 g，独活 12 g，甘草 10 g，赤芍 15 g，生地黄 30 g。

【服法】1 日 1 剂，水煎，分早晚，饭后温服。

腰椎牵引，1 日 1 次。腰部磁热治疗，1 日 1 次。

腰部中药熏洗，1 日 1 次。

腰部中药硬膏贴敷，埋针，中药蒸汽脉冲，1 日 1 次。

【复诊】2014 年 1 月 28 日

患者腰部症状基本消失，平卧右下肢症状不显，直腿抬高实验左（70°），右（50°），加强试验（+），双下肢肌力及皮肤感觉无异常。观舌红，苔白腻，脉弦，停腰椎牵引，指导患者行拱桥腰部功能锻炼，下地时佩戴腰围。

2014年2月4日，患者腰及右下肢症状已消失，下地可正常行走，但久行后仍感右小腿酸困。查：腰部生理曲度恢复，肌肉僵硬缓解，直腿抬高实验左（70°），右（70°），双下肢肌力及皮肤感觉无异常，停各项治疗，嘱坚持腰部功能锻炼。

【按语】该患者为一名腰椎间盘摘除术后，相邻椎间盘再次突出病例。术后同节段间盘或相邻椎间盘突出，在临床很常见，临床见到这类病患，以常规治疗，效果多不佳，究其原因，多为术后椎体失稳，治疗中应增加椎体稳定性，佩戴腰围，功能锻炼，并大胆使用牵引、推拿等治疗，旨在恢复椎体曲度，恢复腰椎力线，自然神经症状缓解。

腰椎间盘突出术后案二

尹某某，女，59岁。

初诊时间：2012年10月8日。

【主诉】腰痛伴左下肢放射痛1天。

【初诊】患者1日前弯腰抱重物时，突然出现腰痛剧烈，无法活动，伴左下肢放射痛，行走困难，平卧无改善，影响夜间睡眠。来银川市中医医院就诊，经腰椎CT扫描诊断为"腰椎间盘突出症"，遂住院治疗。

【既往史（药敏史）】患者10年前曾因L5~S1椎间盘突出伴椎管狭窄，在外院行全椎板减压、椎间植骨、钉棒固定，术后复查恢复良好，有青霉素过敏史。

【辅助检查】CT扫描（2012年10月8日银川市中医医院）：L4~5椎间盘向左后方突出，压迫左侧神经根，L5~S1钉棒固定系统良好。

【辨证分析】患者弯腰抱重物致腰痛伴左下肢放射痛，痛有定处，强制性体位，转侧、站起困难，观舌质紫暗，有瘀点，苔薄白，脉弦涩。劳累致腰部气血运行不畅，污秽之血不行，乃至瘀血内结，经络受阻，不通则痛，故辨为血瘀证。

【治法】活血祛瘀止痛。

【方药】身痛逐瘀汤加减：桃仁 12 g，红花 12 g，当归 12 g，川芎 15 g，元胡 15 g，独活 12 g，没药 6 g，秦艽 9 g，川牛膝 12 g，甘草 6 g。

【服法】1 日 1 剂，水煎分 2 次服。

佩带腰围，腰部中药定向透入，1 日 1 次。

腰部中药蒸汽浴治疗，1 日 1 次。

【复诊】2012 年 10 月 11 日，患者腰痛减轻，左下肢抽痛仍明显，平卧不改善，影响睡眠。查：腰部曲度消失，肌肉僵硬，直腿抬高试验左（30°），右（70°），加强试验（＋），双下肢肌力及皮肤感觉无异常。焦主任指示：患者 L5、S1 椎体融合后，相邻椎体负担加重，极易病变，现患者神经根症状明显，为典型压迫症状。观 CT 扫描 L5、S1 椎间稳定，内固定装置位置良好，为恢复腰椎曲度，使 L4~5 椎间盘还纳，今日起行下列治疗：

腰椎牵引（俯卧位）25 kg，1 日 1 次；

腰部手法推拿，1 日 1 次；

骶管滴注 1 次；

观舌质暗红，苔薄白。脉弦，前方加陈皮 9g、柴胡 12g。

2012 年 10 月 18 日，者腰及左下肢疼痛明显减轻，尚可平卧休息，并佩带腰围下地活动，但无法久站、久行及端坐。查：腰部曲度改善，肌肉僵硬缓解，L4~5 棘突压痛存在，直腿抬高试验右（70°），左（50°），加强试验（＋），双下肢肌力及皮肤感觉无异常。观舌质谈红，苔白，脉细数。行腰部密集银质针治疗，并调整汤剂加生地黄 30 g、黄芪 15 g。

2012 年 10 月 25 日，患者腰及左下肢症状轻，行走时感左臀部酸困，但不向左下肢放射。查：腰部曲度恢复，肌肉无僵硬，L4~5 棘突压痛消失，直腿抬高试验右（70°），左（60°），加强试验（＋），双下肢肌力及皮肤感觉无异常。观舌质淡红，苔薄白，脉平。停腰椎牵引、推拿治疗，指导患者行拱桥功能锻炼。

【按语】该患者为一名腰椎间盘突出症手术后，相邻椎体间盘再次突出。患者曾行 L5~S1 椎间植骨融合、钉棒固定，此椎间盘不存在再次突出可能，但相邻椎体负担加重，极易发生突出。在临床治疗中，只要确定椎间植骨融合成功，可按常规行腰椎牵引、推拿。二次手术风险巨大，应尽量不去进行，故在治疗中须要求患者配合，一般力度按压，板提手法均可进行。此类患者临床较常见，临证时整体分析患者情况，确定相应治疗方案，尽早向患者及家属交代可能情况。

腰椎间盘突出术后案三

段某某，女，54 岁。

初诊时间：2013 年 6 月 14 日。

【主诉】腰痛伴双下肢麻木 2 周余。

【初诊】患者 2 周前弯腰时突然出现腰部疼痛，无法活动，伴双下肢麻木，行走受限。无发热、盗汗等全身症状，曾在西南医院就诊，经腰椎 MRI 检查，诊断为"腰椎间盘突出症"，行口服甲钴胺，塞来昔布治疗，症状稍改善。来银川市中医医院就诊。

【既往史】2012 年在银川市中医医院行 L4~5 椎间盘髓核摘除术，术后恢复良好。

【辅助检查】MRI（2013 年 6 月 6 日重庆第三军医大学西南医院）：L4~5 椎间盘中央型突出，硬膜受压。

【辨证分析】患者腰痛伴双下肢麻木，痛如针刺，痛有定处，拒按。查：腰部生理曲度减小，肌肉僵硬，L5~S1 棘突及双侧椎旁压痛，腰部活动受限，直腿抬高试验左（60°），右（60°），加强试验（+），双下肢肌力正常，左外踝处皮肤感觉较对侧减弱。劳累致腰部气血瘀滞，运行不利，不通则痛，故辨病为腰痹，观舌质暗红，脉弦为血瘀证。

【治法】活血祛瘀止痛。

【方药】身痛逐瘀汤加减：桃仁9g，红花6g，当归9g，川芎12g，没药6g，秦艽9g，独活9g，甘草6g。

【服法】1日1剂，凉水煎服，1日2次。

腰部中药熏洗，1日1次。

腰部磁热疗法，1日1次。

腰部中药硬膏热贴敷，埋针，中药蒸汽脉冲治疗。

【复诊】2012年6月25日，患者诉双下肢麻木已消失，站立、端坐时感双侧腰骶部坠胀不适，平卧可改善。查：腰部曲度减小，肌肉无僵硬，腰部活动范围正常，直腿抬高试验（-），双下肢肌力及皮肤感觉无异常。焦主任查病人后指示：患者为一名腰椎间盘突出术后复发患者，患者椎体稳定性差，加之术后未能坚持行功能锻炼，故术后1年内即复发。治疗中常规方法配合功能锻炼，不可单纯依靠被动治疗。指导行拱桥功能锻炼，嘱下地佩戴腰围。

2013年7月2日，患者诉腰及双下肢症状消失。查：腰部曲度恢复，肌肉无僵硬，活动范围正常，右腿抬高试验（-），双下肢肌力及皮肤感觉无异常。焦主任查病人后指示：患者已临床治愈，可停止治疗，但仍需坚持腰部拱桥功能锻炼，日常生活注意，保护腰部。

【按语】该患者为一名手术后复发患者，常规治疗多效果不显著，分析原因多是单纯椎间盘髓核摘除，未行内固定，破坏了椎体稳定性，患者又未能坚持锻炼腰背肌，故一般的动作即可产生神经刺激症状。治疗中本着医患合作的原则，充分调动患者的积极性，加以常规治疗，并帮助患者树立康复的信心，另针灸对于术后复发的患者效果也明显。

膝骨性关节炎案一

张某某，女，69 岁。

初诊时间：2013 年 8 月 28 日。

【主诉】双膝疼痛，活动明显 10 余年。

【初诊】患者以往时感双膝关节疼痛，活动时明显，曾在玉泉营农场医院拍双膝关节 X 线片示：双膝关节骨线增生，予双膝关节药物封闭治疗。膝痛可减轻，平素自行口服英太青胶囊，于今年 7 月患者无明显诱因出现双膝痛加重，活动不利。再次在玉泉农场医院行骨膜封闭治疗，膝痛有所减轻。为寻求系统治疗，来银川市中医医院，由门诊收住银川市中医医院。

【辅助检查】双膝关节 X 线片示：双膝退行性改变，双侧骨髌软化。

【辨证分析】患者已年近古来稀，脏腑减亏，肝肾不足，筋骨失养，日久则筋骨懈怠，加之以往从事重体力劳动，易损伤筋骨，气血瘀滞，静脉不利，不通则痛，故见上膝关节酸痛，活动明显且活动不利。舌质暗红，苔薄白，脉细弦，为肝肾不足，筋脉瘀滞之象。

【治法】补益肝肾。

【方药】六味地黄汤加减：熟地黄 30 g，山茱萸 15 g，山药 15 g，泽泻 10 g，茯苓 10 g，丹皮 10 g，金毛狗脊 10 g，土鳖虫 5 g，当归 10 g，补骨脂 10 g，党参 10 g，川续断 15 g，杜仲 15 g，威灵仙 10 g，川牛膝 10 g，独活 10 g。

【服法】水煎服。1 日 1 剂分 2 次口服。

【复诊】予中药汤剂 6 剂后、患者双膝关节疼痛均由明显减轻，在予 12 剂后，双膝疼痛消失，下蹲及上、下楼活动自如。久坐后站起可立即行走。

【按语】六味地黄汤中以熟地黄黄滋阴填精为主，山药健脾胃，益肺肾，山萸内酸温收敛，养肝涩精，泽泻祛肾之湿浊，使熟地黄滋而不腻。丹皮清泻肝火，并抑制山萸肉之湿，茯苓渗湿，以助山药健脾。膝关节骨性关节炎属中医"膝骨痹"膝痛属肝肾主虚。肾主骨生髓，肝主筋藏血，阳血亏损，则筋骨失养而疼痛，而肝肾同源，精能生血。血能化精。肾阴虚则肝血亦不足。血虚则肝筋失养而至足拘挛，膝关节活动受限。本方中用六味地黄滋阴调补肝肾。益精髓则筋骨得养。隋海得充，加以补骨脂、杜仲、续断温肾壮阳，强筋壮骨，诸加土鳖虫、鳖甲、川牛膝、威灵仙、独活等活血通络，祛风胜湿，诸药合用则有补益肝肾，活血化瘀消肿、镇神之功。

膝骨性关节炎案二

王某某，女，72 岁。

初诊时间：2012 年 8 月 21 日。

【主诉】右膝关节疼痛 20 天。

【初诊】患者 20 天前无明显原因感右膝关节疼痛，以右骨髌外下缘处疼痛明显。上下楼梯，蹲下时困难。屈伸活动不利，行走跛行，自行外敷红花油，烤电治疗，症状改善明显，来银川市中医医院，门诊拍右膝关节 X 线片示后诊断为"右膝骨性关节病"。

【辅助检查】右膝关节 X 线片示：右膝关节诸骨边缘骨质增生，部分骨质分离。

【辨证分析】患者膝部疼痛伴活动受限，痛处固定，患者年过七旬，肝肾亏虚，肝主筋，肾主骨髓，肝肾不足，则筋骨活动不利，加之常年劳累过度，致膝部气血瘀滞，运行不畅，不通则痛故辨病为膝骨病，观舌质暗红，苔薄白，脉弦涩均为肝肾不足，筋脉瘀滞证。

【治法】补益肝肾，通络止痛。

【方药】六味地黄汤加减：熟地黄 30 g，山药 15 g，山茱萸 15 g，茯苓 12 g，当归 12 g，党参 15 g，独活 12 g，川牛膝 12 g，威灵仙 15 g，补骨脂 12 g，金毛狗脊 30 g，土鳖虫 12 g，家虫 15 g，丹参 15 g，桃仁 10 g，红花 10 g。

【服法】冷水煎服，每周 1 剂，分 2 次口服

【复诊】服用汤剂的同时，还配以右膝中药硬膏热贴敷，中药蒸汽冲脉，埋针治疗，中药蒸汽论治治疗。服用 7 剂后患者右膝疼痛明显减轻，屈伸活动范围增大，继续服用 7 剂后患者右膝关节疼痛不明显，屈伸活动基本如常，行走自如。

【按语】膝关节骨性关节炎是一种因关节软骨退行性变所引起的以膝关节疼痛，肿胀，骨质增生为主要表现的关节病变。本病属中医"痹症"骨痹范畴。目前临床大多分为气滞血瘀型、风寒湿痹型，肝肾亏虚三种类型。随着人体的衰老。肝肾亏虚，筋骨不荣，肾虚不能主骨髓。肝虚则无以养筋，骨萎筋弱，导致骨质退行性变化而发生本病。因而在内治中，投以滋补肝肾，养血填精等药物，故治以补益肝肾。祛除风湿，通络止痛为主，方以六味地黄汤加川牛膝、补骨脂、金毛狗脊等以补肝肾，强筋骨，加丹参、桃红、红花等以活血祛瘀止痛。

膝骨性关节炎案三

李某某，女，57 岁。

初诊时间：2013 年 12 月 18 日。

【主诉】间断性左膝疼痛 10 年，加重 1 月余。

【初诊】患者 10 年前无明显诱因出现左膝疼痛，当时就诊于银川市中医医院，诊断为"左膝骨性关节炎"，给予理疗、针灸等治疗，症状缓解。10 年来患者左膝每因劳累间断性发作，曾多次行理疗、针灸等治疗。1 月前患者因劳累后，左膝疼痛加重，肿胀不适，下蹲不利，自行热敷、口服止痛药物（具体不详），效果不显。9 月 2 日患者就诊于银川市中医医院骨伤科门诊，行左膝 X 线片示：左膝关节退行性骨关节病，建议必要时行 MRI 检查。未行治疗。今日患者为求系统治疗，遂由门诊以"左膝骨性关节炎"收住入院。

【辅助检查】左膝 X 线片示：左膝关节退行性骨关节病。

【辨证分析】患者平素体质虚弱，肝肾亏虚，气血不足，卫外不固，不能凝养润滑膝关节，风寒湿邪乘虚而入，瘀阻经络，以致气血瘀滞，运行不畅，不通则痛，故可见左膝疼痛，活动不利，舌脉均为肝肾亏虚，筋脉瘀滞之证。

【治法】补益肝肾，活血祛瘀，强筋健骨。

【方药】熟地黄15 g，狗脊10 g，土鳖虫15 g，当归10 g，鳖甲15 g，威灵仙10 g，川牛膝10 g，独活10 g，太子参30 g，补骨脂10 g，党参10 g。

【复诊】服药汤药的同时，将药渣装入布袋内，放入盆中再加水1500 ml。加热煮沸20 min后，趁热熏洗膝关节，边洗边在患处按摩，待温度适宜时再将药袋放置于膝关节进行热熨，1日熏洗1次，每次约20 min，10 h后，左膝关节疼痛明显减轻，活动度明显好转，效不更方，继续用药30天，患者左膝关节无疼痛，无肿胀，下蹲等活动正常，行走自如。

【按语】膝骨性关节炎属中医"骨痹"范畴，人到中年，肝肾不足，气血失调，加之外伤，劳损或感受风寒湿邪，痰瘀内停，脉络不通，筋脉失养而发生膝关节疼痛、僵硬，活动受限等症。方中熟地黄、狗脊为君，以温补肝肾，强壮筋骨；当归、党参为臣，以补益气血，助君益肾气；佐土鳖虫、鳖甲活血通络，软坚散结；独活、威灵仙祛寒除湿，通络镇痛；川牛膝逐瘀通络，引药下行。诸药合用能补益肝肾，调和气血，强壮筋骨。

膝骨性关节炎案四

雷某，女，67岁。

就诊日期：2013年3月3日。

【主诉】双膝部肿痛拌活动受限5年，加重4日。

【初诊】患者缘于5年前无明显诱因，突感双膝肿痛，活动不利，上下楼尤甚，遂到银川市第二医院给予理疗，针灸治疗15日，双膝部肿痛缓解，近4日前，因爬山后感双膝部疼痛剧烈，行走困难，来银川市中医医院就诊。

【体格检查】双膝部肿胀明显，双膝髌周压痛（＋＋），研磨试验（＋），双膝关节活动受限，余（-）。

【辅助检查】双膝 CR 片示：双膝关节退行性改变。

【治法】温补肝肾，散寒利湿，活血通络。

【处方】熟地黄 30 g，山芋 20 g，肉苁蓉 15 g，秦艽 10 g，桂枝 10 g，威灵仙 15 g，川牛膝 15 g，苍术 15 g，泽泻 15 g，防己 15 g，独活 10 g，制川乌 7 g，苏木 10 g，细辛 3 g，桃仁 10 g，鸡血藤 30 g。

【服法】5 剂水煎服，1 日 1 剂。

【用法】外用：伸筋草 30 g，透骨草 30 g，川芎 15 g，木瓜 10 g，红花 10 g，威灵仙 12 g，夏枯草 10 g，川乌 7 g，草乌 7 g。

3 剂水煎外敷膝关节

【复诊】5 剂后复诊，双膝关节肿痛明显消退，已下地活动，上方不变再用 15 剂痊愈。

【按语】膝关节骨性关节炎因关节组织退行性变性，外加慢性劳损所致。祖国医学认为：肾主骨，肾虚则精少髓空，骨失荣养。若因劳损或寒湿侵袭，以致气血寒湿凝聚；肝主筋，筋附骨节，肝血荣筋，则筋膜松紧适度，肝血不足则筋拘而屈伸不利，本方用熟地黄、山芋、肉苁蓉、川牛膝补肝肾；用秦艽、桂枝、独活祛风寒；用苍术、防己、泽泻利湿；用制川乌、细辛散寒祛湿，温经通络，活血止痛的目的。此外，对本病的治疗采用内服和外敷的治疗方法，疗效明显提高。

膝骨性关节炎案五

谢某，女，67 岁。

就诊日期：2013 年 3 月 17 日。

【主诉】双膝关节肿痛伴活动受限 3 年，加重 1 周。

【初诊】患者缘于 3 年前，因爬山后感双膝部疼痛剧烈，行走困难，自行口服扶他林胶囊后，双膝疼痛缓解，未引起本人注意，近 1 周因活动后感双膝关节疼痛剧烈，行走困难，来银川市中医医院就诊。

【体格检查】双膝关节肿胀明显，髌周压痛（++），双膝研磨试验（+），双膝关节活动受限，余（－）。

【辅助检查】双膝 CR 片示：双膝关节退行性改变。

【治法】疏筋活络、消肿止痛。

【处方】推刮手法配合股四头肌功能锻炼，以按揉膝关节血海穴，弹拨股内侧肌肌腱以及抓髌，推髌，刮髌为主，1 日 1 次，10 日 1 个疗程。

【复诊】20 天后双膝关节肿痛消失，活动自如。

【按语】膝关节骨性关节炎的发生不止是单纯的骨质及软骨的改变，在发病早期筋与肉的退变起着更加主要的作用。首先松筋法可以缓解肌肉紧张，松解髌周软组织粘连，点按血海有活血化瘀、调血补血、濡养筋骨之效，可促进局部血管扩张，血运增加，代谢加快，促进炎症吸收和软骨修复。抓髌法可增强股四头肌肌力，松解粘连，增加髌骨关节面血运。推抓髌法目的是使髌骨周围滑膜经推摩而通畅，髌骨间隙粘连得以解除，滑液可以更好地润滑关节，并且减小附着在髌骨周围机化的软组织，减轻髌骨关节面的磨损。通过这一系列手法达到调节膝关节周围肌肉韧带，筋膜的平衡，增强股内侧肌的肌力，缓解股外侧肌紧张，减轻髌骨与周围组织的黏连，维持髌骨周围结构的力学平衡的作风。合理的股四头肌功能锻炼可促进全身及关节局部的血液循环，有利于炎症的消退，运动可刺激软骨细胞促进肢体氨基己糖的合成，从而增大关节活动范围，恢复关节功能，减缓关节软骨的退变，防止病情进一步加重。

膝骨性关节炎案六

晋某某，女，59 岁。

初诊时间：2012 年 11 月 6 日。

【主诉】双膝部疼痛伴活动受限 3 月。

【初诊】患者3月前久行后出现双膝部疼痛，行走时为甚，平卧休息不改善，无关节红肿症状，自行使用中药外洗、理疗后无效，来银川市中医医院就诊，门诊经检查初步诊断为"双膝骨关节病"。

【辅助检查】X线片示：（2012年11月6日）双膝关节胫骨髁间增生，关节间隙增生，关节面硬化，以右侧为甚。

【辨证分析】患者久行致双膝部疼痛，行走受限，痛处固定，如刺痛甚，昼轻夜重。观舌质暗红，苔薄白，脉涩。劳累致膝部瘀血内滞，运行不利，不通则痛，又因肾主骨，患者年老肾精亏虚，故辨证为肝肾不足，筋脉瘀滞。

【治法】补益肝肾，通络止痛。

【方药】六味地黄汤加减：熟地黄30 g，山药15 g，山萸肉15 g，泽泻12 g，茯苓12 g，丹皮12 g，红花12 g，鸡血藤15 g，炮山甲（研冲）6 g。

【服法】1日1剂，水煎分2次服。

双膝中药定向透入，1日1次。

双膝中药熏洗，1日1次。

【复诊】2012年11月13日，患者双膝部疼痛减轻，但下蹲困难，以右侧为甚。查：双膝部肿胀减轻，髌内压痛明显，膝关节活动受限。观舌暗红，苔薄白，脉弦细。焦主任指示：患者右膝关节内翻畸形明显，关节面受力不均衡，膝周肌腱、韧带亦受力不均，以内侧为重，予以双膝关节小针刀松解，目的在于松髌，缓解内外异常张力。口服汤药加桑寄生15 g、川牛膝12 g。

2012年11月20日，患者双膝部疼痛明显减轻，活动范围增大。查：双膝肿胀不显，右膝内翻畸形较前减轻，髌内压痛不显，观舌淡红，苔白，脉细。焦主任指示：患者髌骨松解效果可，指导行不负重下双膝关节功能锻炼，并嘱患者减少登高，注意保暖，停各项治疗。

【按语】膝关节骨性关节病很多医者治疗重点在关节内，针对退化的关节软骨，狭窄的关节间隙，增生的骨质，但效果均不佳，更有甚者行人工关节置换后症状亦得不到改善。焦主任经验：很多就诊患者，影像学检查显示已退化时间较长，其间无任何症状，突然疼痛、肿胀，多与伸膝装置失稳有重大关系，治疗中重点通过松解软组织来恢复膝关节内平衡，患者症状很快减轻，再配合补益肝肾中药，修复关节软骨面玻璃酸钠注射，内外同治。

膝骨性关节炎案七

张某某，女，64 岁。

初诊时间：2012 年 10 月 9 日。

【主诉】双膝关节疼痛伴活动受限半年。

【初诊】患者半年前劳累后出现双膝部疼痛，伴活动受限，以左膝为甚，平卧不缓解，影响行走。无下肢皮肤感觉及运动异常。曾在宁夏回族自治区人民医院就诊，经双膝关节 X 线检查，诊断为"双膝骨关节病"，建议手术治疗，患者未接受。来银川市中医医院就诊。

【辅助检查】X 线片示（2012 年 7 月 10 日宁夏回族自治区人民医院）：双膝关节间隙不对称，髌周、关节缘增生明显。

【辨证分析】患者劳累后致双膝疼痛，活动受限，痛处固定，如针刺，观舌质暗红，苔薄白，脉涩。劳累致膝部瘀血内阻，运行不利，不通则痛，又因患者年老肾精亏虚，肾主骨，故辨证为肝肾不足，筋脉瘀滞。

【治法】补益肝肾，通络止痛。

【方药】六味地黄丸加减：熟地黄 30 g，山药 15 g，山萸肉 15 g，泽泻 12 g，茯苓 12 g，丹皮 12 g，红花 12 g，川牛膝 12 g，威灵仙 15 g，陈皮 10 g。

【服法】1 日 1 剂，水煎分 2 次服。

双膝中药定向透入，1 日 1 次。

双膝中药熏洗，1 日 1 次。

关节内注射玻璃酸钠，1 周 1 次。

【复诊】2012年10月16日，患者双膝部肿胀消退，但双膝内侧压痛仍明显，行走明显。查：双膝内翻畸形明显，活动受限，髌内缘处、内侧副韧带附着点压痛，浮髌试验（－），髌骨研磨试验（＋）。观舌暗，苔白腻。脉弦。焦主任指示：患者膝内翻后，内侧关节受压增大，外内侧副韧带张力不均衡，予以小针刀松解以调节。并调整汤药，加茯苓15g、生薏苡仁30g。

2012年10月30日，患者双膝部疼痛明显减轻，活动范围增大。查：双膝肿胀不显，右膝内翻畸形较前改善，髌内压痛轻。观舌淡红，苔白，脉细。焦主任指示：患者髌骨现松解情况良好，指导行不负重下双膝关节功能锻炼，并嘱患者减少登高，注意保暖，停各项治疗。

【按语】患者双膝关节退化严重，单纯松解外周肌肉、韧带，恐难维持症状不反复，故在临床治疗中多关节内、外同治，关节内多以注射透明质酸钠为主。当然在临证中应区分清，患者的症状产生是来自关节内部，还是外部，治疗要有主次，分清重点，切不可过分依赖于影像学检查，治疗方向的确定仍应以体征、症状为主。

膝骨性关节炎案八

高某某，男，60岁。

初诊时间：2013年9月15日。

【主诉】左膝肿痛伴双膝活动受限20天。

【初诊】患者20天前下蹲时，突感左膝疼痛、肿胀，双膝部活动受限，行走困难，无发热等全身症状。自行口服止痛药物，症状稍改善。为求进一步治疗，来银川市中医医院就诊，经检查初步诊断为"双膝骨性关节炎"。

【辅助检查】X线片示（2013年9月15日）：双膝关节内侧间隙变窄，胫骨髁间嵴、髌骨缘增生明显。

【辨证分析】患者左膝肿痛伴双膝关节活动受限，左膝关节肿胀，伸展受限，髌下压痛（＋），髌骨研磨试验（＋），回旋挤压及侧方挤压试验（＋），浮髌试验（＋）。患者年老，肾精亏虚，外伤致膝部气血凝滞，筋脉痹阻，运行不利，不通则痛，则辨病为膝骨痹，观舌紫暗，苔薄白，脉细涩，辨证为肝肾不足，筋脉瘀滞证。

【治法】补益肝肾，通经止痛。

【方药】六味地黄汤加减：熟地黄12 g，生地黄15 g，山药12 g，山萸肉12 g，泽泻9 g，茯苓9 g，丹皮9 g，川牛膝12 g，元胡15 g，川芎15 g，当归12 g。

【服法】1日1剂，水煎，分早晚餐后温服。

双膝部手法推拿。双膝部中药熏蒸洗治疗。

双膝关节中药硬膏热贴敷、埋针、中药蒸汽脉冲，1日1次。

【复诊】2013年9月25日，患者左膝部肿胀无消退，但左小腿前外侧抽痛，以下地行走时为甚。焦主任查房后指示：患者双膝部症状应该为腰椎病变引起，尤以胸腰段可能性大。随行腰椎正侧位片检查，回示：陈旧性压缩性骨折，上腰段后凸，予以腰部中药定向透入治疗，双膝部行小针刀松解。

2013年10月8日，患者双膝部基本症状已消失，活动及行走正常，焦主任查病后指出：患者恢复可，现已临床治愈，指导行腰部功能锻炼，并嘱患者减少弯腰，避免久坐、卧软床。

【按语】该病为临床常见病，多为发生在中老年，患者都以肝肾不足为根本，又加上局部劳损，致使关节退变，在治疗中根据患者症状、体征、体质、舌苔、脉象和X线片等情况，灵活辨证施治、施法、用方，膝关节变形最重者多伴有腰椎曲度改变、椎体失稳，力线的改变，所以治疗时腰提倡腰膝同治的理念，这样才能达到治疗目的。很多膝痛的患者，治疗后症状缓解不明显，进行腰部检查后均会或多或少发现异常，配合腰部治疗后，膝部症状消失，且长期随访，复发率低，所以有膝部发病，膝腰同治的建议，少走弯路，可有效缩短治疗周期。

寰枢关节紊乱案一

吴某，女，26岁。

初诊时间：2013年2月4日。

【主诉】眩晕伴颈部酸困2周。

【初诊】患者2周前劳累后出现眩晕伴颈部酸困，活动受限，以头后伸时为甚，无发热盗汗等全身症状。曾自行口服强力定眩片治疗，无效。来银川市中医医院就诊，门诊经颈椎X线检查诊断为"寰枢关节紊乱"。

【辅助检查】X线片示（2013年2月4日）：颈椎曲度消失，C5~6椎间狭窄，寰枢椎关节不对称。

【辨证分析】患者眩晕伴颈部酸困，痛处固定，劳累致颈部气血凝滞，运行不利，不通则痛，头部失气血濡养，故见眩晕，颈痛。观舌质暗红，苔薄白，脉弦为气滞血瘀证。

【治法】活血祛瘀止痛。

【方药】予以黄芪桂枝五物汤加减口服：黄芪30 g，桂枝12 g，当归12 g，白芍10 g，川芎10 g，葛根10 g，丹参15 g，生姜6 g，甘草6 g。

【服法】水煎服，1日2次。

行颈部推拿，颈部中药定向投入，1日1次。

颈部中药蒸汽浴治疗，1日1次。

【复诊】2013年2月9日，患者眩晕症状不显，但活动受限仍明显。查：颈部曲度仍欠佳，肌肉僵硬改善，双上肢肌力及皮肤感觉无异常。焦主任指示：此病人治疗关键是手法复位，复位成功后需尽快恢复颈部肌肉力度，防止复发，指导患者行颈部功能锻炼。观舌质淡红，苔薄白，脉弦细，前方去丹参，加柴胡12 g。

2012年2月16日，患者眩晕及颈部症状已完全消失。查：颈部曲度正常，肌肉无僵硬，活动范围正常，双上肢肌力及皮肤感觉无异常。观舌淡，苔薄白。

脉平。停各药物治疗及颈部治疗，嘱患者坚持颈部功能锻炼。复查颈椎张口位片，寰枢椎紊乱基本纠正。

【按语】该患者眩晕症状为寰枢椎位置发生改变引起，颈部手法放松，中药理疗，使用活血化瘀药物，可使患者症状减轻，但均未能从根本上改变病因，手法复位是治疗该疾病最有效、最直接、也是最彻底的方法。将来预后怎么样，全看手法复位做得怎么样，颈部放松及药物治疗是属于辅助治疗，可使复位手法成功率提高。

寰枢关节紊乱案二

李某某，女，34 岁。

初诊时间：2013 年 12 月 12 日。

【主诉】颈痛伴眩晕 1 月。

【初诊】患者 1 月前因劳累后出现颈部疼痛，活动不利，伴眩晕，以低头时为甚，影响睡眠。未行任何诊治，来银川市中医医院就诊，门诊经 X 线检查诊断为"寰枢关节紊乱"。

【辅助检查】X 线片示（2013 年 12 月 12 日）：颈椎生理曲度消失，C5~6 椎间变窄，椎关节增生，寰枢关节不对称。

【辨证分析】患者颈痛伴眩晕，痛处固定，昼轻夜重，颈部劳累致气血凝滞，运行不利，并致头部清阳升举失常，不通则痛，故辨病为项痹，观舌质暗红，苔薄白，脉弦，为气滞血瘀证。

【治法】活血祛瘀止痛。

【方药】黄芪桂枝五物汤加减：黄芪 30 g，桂枝 12 g，赤芍 15 g，元胡 15 g，川牛膝 12 g，葛根 15 g，生姜 6 g，大枣 3 枚。

【服法】1 日 1 剂水煎，分早晚，空腹温服。

颈椎病推拿，1 日 1 次。颈部磁热疗法，1 日 1 次颈部中药硬膏热贴敷、埋针、中药蒸汽脉冲，1日1次。

【复诊】2013年12月19日

患者颈痛减轻，眩晕症状缓解，自感颈部后伸时，颈胸段酸困不适，观颈7棘突隆起，局部压痛明显，焦主任查房后示：此患者寰枢关节紊乱已基本纠正，但颈胸段体征及症状为经常低头，致头夹肌止点损伤，增生所致，可予以小针刀治疗，针刀治疗后患者颈部后伸不适缓解。

2013年12月26日，患者颈痛及眩晕症状及完全消失，颈部活动范围正常，焦主任查房后指示：患者已临床治愈，指导行颈部功能锻炼，增加颈部肌力量，防止复发。

【按语】临床治疗中主症会随着治疗的进行，发生变化，此患者初诊时是因眩晕，经手法整复，中药定向透入后症状消失，跟着感颈胸段酸困，活动不适，此时就需要再次寻找分析病因，对因治疗，最终达到痊愈。疾病及治疗方案均应是动态变化的，临证时应注意观察，才能收到良好效果。

寰枢关节紊乱案三

渠某某，女，50岁。

初诊时间：2013年12月10日。

【主诉】头颈部疼痛伴活动受限4年，加重1年。

【初诊】患者4年前劳累后出现头颈部疼痛，伴活动不利，以夜间为甚，无法入睡，无恶心、呕吐症状。未行任何诊治，近1年来患者疼痛加重，影像正常生活、工作，来银川市中医医院就诊，门诊经X线检查诊断为"寰枢关节紊乱"。

【辅助检查】X线片示（2013年12月9日）：颈椎曲度消失，侧弯，椎缘增生明显，寰枢关节不对称。

【辨证分析】患者头颈部疼痛伴活动受限，痛处固定，昼轻夜重，颈部劳累致气血瘀滞，运行不利，清阳不能上升，见头痛难忍，故辨病为项痹，观舌质暗红，苔白，脉弦，为气滞血瘀证。

【治法】活血祛瘀止痛。

【方药】黄芪桂枝五物汤加减：黄芪30 g，葛根15 g，桂枝10 g，赤芍15 g，白芍12 g，生姜6 g，大枣2枚，川芎15 g。

【服法】1日1剂水煎，分早晚两次，空腹温服。

颈椎病推拿，1日1次；

颈部中药熏洗，1日1次；

颈部中药硬膏热贴敷、埋针、中药蒸汽脉冲，1日1次。

【复诊】2013年12月17日，患者头颈部活动范围明显增大，侧弯畸形改善，夜间睡眠欠正常，仍感头痛，手法进行寰枢关节整复时，不理想。焦主任查病人后指示：患者病史长，颈部周围肌肉劳损，韧带粘连均明显，单纯依靠手法治疗，短时间内很难纠正。配合施以小针刀进行肩胛提肌起止点，棘上韧带，环枕筋膜的松解或进行颈部密集银质针治疗，然后再进行手法治疗，成功率会提高，考虑患者综合情况行银质针治疗。

2013年12月27日，患者头颈部症状完全消失，活动范围正常，期间有2次比较成功手法复位，可闻及明显弹响声。焦主任查房指示：患者已临床痊愈，指导行颈部功能锻炼，嘱注意头颈部转动及保暖，患者出院。

【按语】该病在临床为常见病，在临床诊治过程中，常被医者误治，或因诊断不明确，而延误患者治疗，或经多方医治，长久得不到治愈。在临床治疗中，要根据患者的症状、体征、舌质、脉象，患者的体质虚实，病变部位的组织僵硬或肥厚，影像学所表现情况灵活采取不同方法和手法来矫正偏歪的椎体，使局部椎体恢复，这样才能收到良好疗效。

该患者较典型寰枢关节紊乱，按常规治疗，手法施展困难。分析患者病史长，累计范围大，故单纯一种治疗收效较慢，将周围软组织松解后，手法进行顺利。

临床治疗应注意因时、因人、因地施治，才能收到良好效果。

寰枢关节紊乱案四

白某某，女，42 岁。

初诊时间：2013 年 8 月 1 日。

【主诉】颈部酸痛伴头晕 1 年加重 4 天。

【初诊】患者缘于 1 年前，因长时间伏案工作后，感颈部酸困，活动不利，未引起本人重视，近 4 天感觉颈部酸痛加重，头晕无法工作，来银川市中医医院就诊。

【体格检查】颈椎生理曲度消失，颈 2 棘突压痛（++），颈项肌肉僵硬，颈椎活动度：前屈：20°，后伸 15°，左弯 40°，右弯 40°。

【辅助检查】颈椎 CR 片示：颈椎寰枢关节紊乱，尺状突右偏，寰枢关节间隙变窄。

【治法】理筋止痛，活血化瘀。

【处方】颈椎旋转复位法，1 日 1 次，10 天为 1 个疗程。

【复诊】20 天后复诊，颈部酸痛，头晕症状消失，查体：颈项肌肉松弛，无压痛，颈椎活动自如，CR 片示：寰枢关节恢复正常。

【按语】颈椎脊柱内外平衡失调，在一定病因影响下引起椎 - 基底动脉系对脑干或迷路供血不足，压迫或刺激神经根，引起眩晕、头痛、颈部酸痛，理筋旋转复位法能充分松弛局部肌肉，是局部痉挛、水肿的肌肉放松，使颈椎脊柱外在平衡恢复，有利于减轻对局部神经的压迫，促进局部血液循环，通过手法完全可以使紊乱的椎体恢复正常结构，同时恢复颈椎曲度。

腰扭伤案一

刘某某，女；年龄 55 岁。

初诊时间：2013 年 3 月 18 日。

腰部扭腰后疼痛，伴活动受限 2 天。

【初诊】患者诉 2 天前上楼梯时不慎摔倒，导致腰部扭伤，当时即感腰部酸困，伴活动受限，期初未予重视，因为做系统检查及治疗，自行在家中休息后症状无缓解，不敢翻身，与今日到银川市中医医院门诊就诊经检查后，诊断为"急性腰扭伤"。

【辅助检查】腰椎 X 线片示：腰椎轻度骨质增生。

专科检查：脊柱未见明显畸形，无强直及侧畸形。两侧棘突肌肉僵直，腰 4、5 棘间及右侧棘突明显压痛，叩击痛（＋），放射痛（＋），活动受限。双下肢皮肤感觉无异常。

【辨证分析】患者有要不部扭伤史，腰部疼痛明显。痛有定处，拒按，扭伤呈腰部气血瘀滞，脉络不通，气血运行不利，腰脊史痛，不通则痛，故辨证为腰痛，观舌质暗，脉弦细为血瘀证。

【治法】活血祛瘀止痛。

【方药】身痛逐瘀汤加减：桃仁 10 g，红花 10 g，当归 10 g，川芎 12 g，没药 6 g，秦艽 9 g，独活 10 g，甘草 6 g，香附 6 g，川牛膝 12 g，地龙 10 g，元胡 15 g，桑寄生 10 g，甘草 10 g。

【服法】冷水煎服，1 日 1 剂，分 2 次温服。

【复诊】患者在治疗期间，要求卧硬板床休息，经量减少腰部活动。

【按语】中医对急性腰扭伤有较独到的认识，古代文献称"瘀血腰痛"经络瘀滞不通是其发病的主要病机。故急性腰扭伤可采取活血化瘀法进行治疗。生痛逐瘀汤出自清。王清任所著《医林改错》，以川芎、当归、桃仁、红花、没药等活血化瘀之品为基础用药。其中川芎气香行散，温通血络，活血祛瘀行气开郁而止痛。红花活血祛瘀止痛，当归、桃仁兼有润肠通便之功。可预防疾病卧床导致的便秘，秦艽、独活、地龙、没药通络祛瘀止痛，佐以香附调经气机，川牛膝引血下行。甘草调和诸药，诸药参与共同活血行气。祛瘀通络，通瘀止痛之功效。因此内服身痛逐瘀汤可使局部软组织，周围血管扩张。改善其微循环。加强组织的有氧代谢，使炎症渗出及水肿得到改善。减轻无菌性炎症而致不良症状。

腰扭伤案二

黄某某，男，49 岁。

就诊日期：2015 年 1 月 17 日。

【主诉】外伤致腰部疼痛伴活动受限 1 天。

【初诊】患者缘于 1 天前，因干活时，不慎扭伤腰部，当时即感腰部疼痛剧烈，活动受限，不能俯仰转侧，咳嗽及深呼吸时疼痛加剧，遂于今晨来银川市中医医院就诊。

【体格检查】腰肌紧张，僵硬，广泛压痛，活动受限。

【辅助检查】X 线片示：腰椎未见明显骨折现象。

【治法】活血化瘀，消肿通络止痛。

【处方】制乳香 10 g，制没药 10 g，大黄 10 g，红花 10 g，川乌 9 g，草乌 7 g，细辛 3 g，儿茶 10 g，白芷 10 g，骨碎补 20 g，薄荷 10 g，栀子 10 g。

【服法】水煎服，1 日 1 剂，分 3 次口服

【复诊】5 天后腰部疼痛明显缓解，活动明显改善，又服 5 天后病愈。

【按语】急性腰扭伤属于中医"伤筋"范畴，其主要病机是血瘀气滞，运行受限，"不通则痛"，消肿接骨散用制乳香、制没药、大黄、红花，活血化瘀，通络止痛，用川乌、草乌、细辛、儿茶、白芷，温经散寒，通络止痛；用骨碎补补肝肾，强筋骨，用薄荷、栀子清退瘀聚之化热，并能活血通络，全方共奏，活血化瘀，消肿止痛之功。现代药理研究表明，大黄、栀子、薄荷等可抑制炎症反应和增强毛细血管的通透性，减少血浆的渗出和炎性细胞浸润，促进毛细血管的开放和重建，加速炎性介质的清除和吸收，减少对末梢神经的刺激，发

挥消炎止痛之功用。

胸腰椎压缩骨折案一

丁某某，男，72 岁。

初诊时间：2013 年 10 月 21 日。

【主诉】腰脊部疼痛 1 年。

【初诊】患者 1 年前不慎摔倒，当时及感到腰部疼痛难忍，转侧翻身活动不利，行走困难，当时在私人诊所就诊，给予中药汤剂口服，症状有所减轻，此后患者时感腰背部疼痛，不能久坐，行走不便，在武警宁夏总队医院行拔罐，理疗，症状改善不明显。为寻求系统治疗，患者来银川市中医医院就诊，门诊拍腰椎 X 线片示后诊断为"T11 椎体陈旧性骨折"。

【辅助检查】腰椎 X 线片示：T11 椎体陈旧性骨折，腰椎退行性骨关节病。

【辨证分析】患者 1 年前不慎摔倒致使腰背部疼痛难忍，转侧活动不利，行走困难，故辨为骨折，患者因摔伤后致 T11 椎体陈旧性骨折，腰椎退行性骨关节病，伤筋能损骨，损骨亦能伤筋，筋骨的损伤必然累及于气血瘀滞，脉络不通，故可见腰背部疼痛，舌脉均为气滞血瘀之症。

【治法】活血祛瘀止痛。

【方药】身痛逐瘀汤加减口服：桃仁 9 g，红花 6 g，当归 9 g，川芎 12 g，没药 6 g，秦艽 9 g，独活 9 g，熟地黄 12 g，羌活 12 g，川牛膝 15 g，川续断 12 g，杜仲 12 g，狗脊 30 g，茯苓 12 g，骨磁补 10 g，甘草 10 g，桑寄生 15 g，木瓜 10 g。

【复诊】服药的同时应配合腰背肌功能锻炼，服药半个月后诸症减轻，坚持服药 1 个月。患者腰部疼痛消失，弯腰，转侧活动如常。

【按语】胸腰椎压痛性骨折是临床常见病之一。随着社会的老龄化，老年人胸椎骨折增多的趋势。脊柱骨折长发生于 T11~L2 椎体。临床常见病及后拉的胸腰椎压缩性骨折且无明显椎管占位及神经症状的单纯胸腰椎压缩骨折。中医认为，胸腰椎压缩性骨折后，损伤血脉，离经之血随经脉下注脏腑。形成瘀血蓄结，从而气机不畅，发生壅滞，损伤后瘀血内蓄，气机逆乱，脏腑功能失和而脉满胀痛，小便不利，大便秘结。骨折后期在活血化瘀，接骨结筋的同时应不肝肾。故以身痛逐瘀汤加减治之。方中川芎、当归、桃仁、红花、没药等活血化瘀之品为基础用药，秦艽、羌活、桑寄生通络解痉止痛，川牛膝、杜仲、狗脊补肝益肾，强骨强筋，甘草调和诸药，玄参共用，极大限度的发挥活血行气，祛瘀通络，补益肝肾之功。

胸腰椎压缩骨折案二

马某某，女，60岁。

初诊时间：2012年12月31日。

【主诉】腰背部酸痛5天。

【初诊】患者6年前不慎摔倒致T12椎体压缩性骨折，即在当地医院住院治疗3个月后症状缓解出院，5天前患者因感冒后感腰背部酸胀疼痛，转侧翻身活动不利，弯腰困难，平躺时酸痛尤甚，自服"止痛药物"，疼痛不能缓解，来银川市中医医院就诊。

【辅助检查】腰椎X线片示：(1)胸腰段椎体骨质增生；(2)T12椎体陈旧性骨折。

【辨证分析】患者症见腰背部酸胀疼痛，转侧翻身活动不利，弯腰困难，加之既往有外伤史，故可辨为骨折，患者因摔伤后致T12椎体压缩性骨折，伤筋能损骨，损骨亦能伤筋，筋骨的损伤必然累及于气血，气血瘀滞，脉络不通，故可见腰背部酸胀疼痛，舌脉均为气滞血瘀之征。

【治法】活血化瘀止痛。

【方药】身痛逐瘀汤加减：桃仁9g，红花9g，当归15g，川芎12g，没药6g，秦艽9g，独活15g，羌活10g，川续断10g，赤芍15，元胡15g，川牛膝10g，地龙 10 g，香附 6 g，甘草 6 g。

【服法】凉水煎服，1 日 1 剂，分 2 次口服。

【复诊】服用上方 6 剂后，患者腰背部酸胀疼痛明显减轻，转侧翻身活动改善，弯腰及平躺时感腰痛及腰部僵硬，继续服用上方 6 剂，并配合腰部宝欣，银针治疗后，患者腰背部酸胀疼痛不明显，转侧翻身活动自如。

【按语】胸腰椎压缩性骨折为老年人常见病之一，人体局部受伤后，气血会阻滞经络，从而导致血脉受阻，经失所养，从而出现腰背部疼痛的症状，故治疗以活血化瘀，通经络的方法进行治疗，方以"身痛逐瘀汤"加减，方中秦艽、羌独活祛风胜湿以散外邪，桃仁、红花、当归、没药、川牛膝活血化瘀、通络止痛、没药还可消肿止痛，川牛膝兼有补肝肾，强筋骨以培补正气，加强通利关节之功，地龙能通血脉利关节，香附。元胡行气活血止痛。

胸腰椎压缩骨折案三

王某某，女，62 岁。

初诊时间：2013 年 9 月 24 日。

【主诉】腰部扭伤后疼痛伴活动不利 3 h。

【初诊】患者今晨 8 时不慎扭伤腰部，即感腰部疼痛不适，腰部屈伸、旋转等活动受限，当即同家人急来银川市中医医院，拍腰椎 X 线片示：T12 椎体压痛性骨折，L2~3、L3~4 椎间盘损伤。

【辅助检查】腰椎 X 线片示：T12 椎体压缩性骨折，L2~3、L3~4 椎间盘损伤。

【辨证分析】患者不慎扭伤，致胸 12 椎体压缩性骨折，因损骨能伤筋，伤筋才能损伤，筋骨的损伤必然累及于气血，气血瘀滞，运行不畅，腰背失养则可见腰部疼痛，活动不利，舌红苔薄白脉细涩均为气滞血瘀之征。

【治法】活血化瘀，补益肝肾。

【方药】身痛逐瘀汤加减：当归 15 g，桃花 10 g，红花 15 g，羌活 10 g，地龙 12 g，秦艽 12 g，川牛膝 12 g，没药 6 g，川芎 10 g，白芍 15 g，香附 12 g，杜仲 15 g，续断 15 g，骨碎补 15 g，狗脊 10 g，甘草 10 g。

【复诊】服药汤药的同时，嘱患者仰卧硬板床，骨折部垫枕，逐渐加高，使脊柱过伸，伤后 2~3 天开始做腰背肌后伸功能锻炼，2 周后患者腰痛明显减轻，可佩戴腰围不负重下地行走后出院。

【按语】胸、腰椎压缩性骨折是临川常见病之一，随着社会的老龄化，老年人胸、腰椎骨折有增多的趋势，几乎脊柱 5% 发生且 T12~L2 水平，其中以未波及后柱的胸腰椎压缩性骨折且无明显椎管占位肿红症状的单纯胸腰椎压缩性骨折为多件。祖国医学认为，胸、腰椎压缩性骨折后，损伤血脉，离经之血壅滞。本证以身痛逐瘀汤加减以活血化瘀，补益肝肾，接骨续筋。方中桃红、当归、川芎、等活血化瘀，通络止痛，养血，没药、地龙、香附祛瘀通络，红花活血，秦艽、羌活祛风湿，舒筋骨，通经络，利关节，止疼痛。川牛膝活血通络，引血下行，使瘀血去，新血生，并补益肝肾，杜仲、续断、骨碎补、狗脊等补肝肾，强筋骨，甘草调和诸药。

胸腰椎压缩骨折案四

白某某，男，70 岁。

就诊日期：2013 年 6 月 17 日。

【主诉】跌倒致腰部疼痛伴活动受限 2 h。

【初诊】患者缘于 2 h 前，下楼时不慎跌倒，当时臀部先着地，即感腰部疼痛剧烈，活动受限，遂被家人送至银川市中医医院就诊，拍片示：腰 1 椎体压缩性骨折。

【体格检查】腰背部肿胀，腰肌僵硬，L1 棘突压痛（++），叩击痛（++），腰椎活动严重受限，余（-）。

【辅助检查】腰椎 CR 片示：L1 椎体压缩性骨折。

【治法】整复骨折，消肿止痛。

【处方】1. 双桌手法整复骨折。

2. 垫枕练功治疗

【复诊】6 周后腰部疼痛消失，戴腰围下地活动，3 个月后腰部活动自如，病愈。

【按语】腰椎压缩性骨折大多是稳定性骨折，一般前柱压缩明显，未超过椎体的 1/2 高度，大部分是间接暴力损伤所致，躯干在前屈位产生屈曲暴力，致椎体前缘压缩骨折，先行双桌手法整复使躯体极度背伸，通过筋束骨的原理，使椎体高度恢复，骨折复位，再在腰背部垫枕固定支持骨折的椎体，通过 5 点拱桥运动，加强腰背肌力，促进骨折愈合。

胸腰椎压缩骨折案五

李某，男，28 岁。

初诊时间：2012 年 10 月 14 日。

【主诉】摔伤后腰背部疼痛 2 日。

【初诊】患者于 2 日前高处作业时不慎从约 4m 高架子摔下，当时腰背部及胸部摔伤倒地后患者即感腰背部剧烈疼痛，不敢活动，亦不敢直立腰背部，后被人急送当地医院就诊。腰椎 X 线显示：L1 椎体轻度楔形变。诊断为："腰 1 椎体压缩性骨折"，行对症治疗，无效。故于今日由门诊以"腰 1 椎体压缩性骨折"收入住院。

【辅助检查】X 线片示（2012 年 10 月 13 日盐池县医院）：腰 1 椎体轻度楔形变。

【治法】活血祛瘀止痛。

【方药】桃仁承气汤：桃仁 12 g，红花 12 g，赤芍 15 g，当归 12 g，桂枝 10 g，大黄 10 g，甘草 6 g。

【服法】1日1剂，水煎分2次口服。

腰1后垫塔形枕，佩戴腰围，指导行拱桥腰部功能锻炼。

【复诊】2012年10月21日，患者腰背部疼痛明显改善，翻身仍受限。查：L1棘突压痛，腰部肌肉僵硬，腰部曲度欠佳，双下肢肌力及皮肤感觉无异常。观舌质暗红，苔薄白，脉弦。焦主任指示：患者伤后1周，疼痛减轻，腰部曲度差，今日起行腰部手法推拿，目的在于恢复腰椎曲度，坚持垫枕，拱桥功能锻炼。更改口服汤药为身痛逐瘀汤加减：桃仁12 g，红花12 g，当归12 g，川芎15 g，元胡15 g，独活12 g，没药6 g，秦艽9 g。

【服法】1日1剂，水煎分2次口服。

2012年10月28日，患者腰痛减轻，翻身正常，偶感肋缘处胀痛。查：腰部生理曲度改善，肌肉僵硬减轻，腰1棘突压痛减轻，双下肢肌力及皮肤感觉无异常。观舌淡红，苔薄白，脉弦。焦主任指示：患者腰椎恢复可，今日起行腰部中药定向透入，以改善肌肉僵硬情况，指导患者行三点式拱桥功能锻炼。

2012年11月12日，患者腰痛不显，查：L1棘突压痛消失，腰部曲度可，肌肉无僵硬，观舌淡红，苔薄白，脉平。焦主任指示：停腰部各项治疗，患者佩戴腰围下地活动，坚持拱桥功能锻炼。

【按语】对于腰椎椎体压缩性骨折稳定型患者，早期予以桃仁承气汤口服活血通利大便，伤椎垫梯形枕，行拱桥功能锻炼。伤后1周开始手法推拿，协助恢复腰椎曲度，并配合理疗、针灸的治疗，1个月后可佩带腰围下地活动。可以最大程度的降低腰椎后凸畸形产生，提高生活质量。

腰椎骨关节病案一

崔某某，女，84岁。

初诊时间：2012年10月8日。

【主诉】腰痛伴右下肢放射痛麻木3月。

【初诊】患者3月前弯腰劳累后出现腰部疼痛，活动不利，伴右下肢抽痛、麻木，站立、行走时为甚，平卧可缓解。无发热、盗汗等全身症状。曾口服活血止痛胶囊治疗，无效。来银川市中医医院就诊。

【辅助检查】X线（2013年5月24日）：腰椎侧弯，后弓畸形，诸椎体变形，增生明显，椎间无狭窄。

【辨证分析】患者腰痛伴右下肢放射痛、麻木，痛如刺，痛有定处，拒按。查体：腰部生理曲度减小，向左侧弯，肌肉僵硬，L5~S1棘突及右侧椎旁压痛，腰部活动受限，直腿抬高试验（－），双下肢肌力及皮肤感觉无异常，弯腰劳累导致腰部气血凝滞，运行不利，不通则痛，故辨病为腰痹，观舌质暗，脉弦为血瘀证。

【治法】活血祛瘀止痛。

【方药】身痛逐瘀汤加减：桃仁9g，红花6g，当归9g，川芎12g，没药6g，秦艽9g，独活9g，甘草6g。

【服法】1日1剂，凉水煎服，1日2次。

腰部中药蒸汽治疗，1日1次。

腰部磁疗、激光针，1日1次。

腰部硬膏热贴敷、埋针、中药蒸汽脉冲，1日1次。

【复诊】2013年6月11日，患者诉腰痛减轻，右下肢麻木改善不明显。查：腰部侧弯，后弓，肌肉僵硬较前改善，活动范围增大，双下肢肌力及皮肤感觉无异常。焦主任查病人后指示：患者高龄，椎体退化严重，不适宜较大力度治疗，暂以腰部中药定向透入为主，可选择痛点行小针刀松解治疗，选择L5棘突及右侧椎旁行小针刀松解，治疗后患者右下肢麻木稍感改善。

2013年6月21日，患者诉腰及右下肢症状改善，但下地行走100m以上又感右下肢麻木，平卧即可缓解。查：腰部曲度改善，侧弯较前减轻，腰部活动范围增大，双下肢肌力及皮肤感觉无异常。焦主任查房后示：该患者右下肢症状为腰椎曲度改变引起，今日予以 L3 棘突及右侧横突小针刀松解治疗，治疗后患者右下肢麻木缓解，嘱下地佩戴腰围，避免久坐沙发。

【按语】该患者治疗时本未报太大希望，因患者年龄大，椎体退化严重，可选择治疗项目有限，已向患者及家属交代。治疗中在焦主任坚持下，进行 2 次针刀松解治疗，收效显著。该类患者治疗时须把握好度，防止破坏整体稳定性，各类治疗点到为止，并应顾及基础病症，对于椎体曲度的调整本着循序渐进的原则。

腰椎管狭窄案一

王某某，男，65 岁。

初诊时间：2012 年 11 月 22 日。

【主诉】腰痛伴双下肢麻痛 2 周。

【初诊】患者 2 周前劳累后出现腰部疼痛，活动不利，伴双下肢抽痛，待行走 20m 即需休息，无发热、盗汗等全身症状。曾自行烤灯治疗，无效。来银川市中医医院就诊。

【辅助检查】CT 扫描（2012 年 11 月 22 日）：L4~5 椎间盘突出伴发椎管狭窄，黄韧带肥厚。

【辨证分析】患者劳累致腰痛伴双下肢麻痛，行走困难，观舌质紫暗，边有瘀点，脉弦涩。劳累致腰部瘀血内阻，气血凝滞不通，不通则痛，患者年老肾气亏损，肝血不足，筋骨不坚，故辨为肝肾不足，瘀血阻滞证。

【治法】活血祛瘀，补益肝肾。

【方药】身痛逐瘀汤加减：桃仁 9 g，红花 6 g，当归 9 g，川芎 12 g，没药 6 g，秦艽 9 g，独活 9 g，地龙 12 g，川牛膝 12 g，杜仲 12 g，桑寄生 15 g，甘草 6 g。

【服法】1 日 1 剂，水煎分 2 次服。

腰椎牵引（25 kg），1 日 1 次；

腰部推拿。1 日 1 次；

腰部中药定向透入，1 日 1 次。佩戴腰围。

【复诊】2012 年 11 月 29 日，患者腰痛基本消失，右小腿外侧麻痛明显，以端坐、行走时为甚，平卧症状消失。查：腰部反弓，肌肉僵硬，L4~5 棘突及右侧椎旁压痛，直腿抬高试验左（70°），右（60°），加强试验（＋），双下肢肌力及皮肤感觉无异常。观舌暗红，苔薄白，脉弦细。焦主任指示：患者疼痛迟缓，实证征象减少，虚像增多，拟活血理气，祛邪通络，停腰椎牵引。复原活血汤加四物汤：柴胡 12 g，瓜蒌 15 g，当归 12 g，大黄 10 g，炮山甲 6 g，桃仁 6 g，红花 6 g，赤芍 12 g，川芎 15 g，生地黄 15 g，甘草 6 g，1 日 1 剂，水煎分 2 次服。

2012 年 12 月 7 日，患者腰及下肢症状不显，久行（500m 以上）方感右小腿外侧酸困，下蹲或平躺后症状消失。查：腰部曲度改善，L4~5 棘突压痛消失，直腿抬高试验左（70°），右（70°），加强试验（＋），双下肢肌力及皮肤感觉无异常。观舌淡红、苔白、脉弦。焦主任指示：患者已进入康复期，须固护气血，大补肝肾，益以通络，方用十气大补汤加减。党参 12 g，肉桂 6 g，川芎 15 g，熟地黄 15 g，茯苓 15 g，白术 10 g，黄芪 15 g，川芎 15 g，当归 12 g，白芍 12 g，川牛膝 12 g，甘草 6 g，1 日 1 剂，水煎分 2 次口服。指导行腰部拱桥功能锻炼。

【按语】腰椎管狭窄症为邪实正虚，瘀血内阻，邪袭络脉，气血瘀滞不通，不通则痛为邪实；肾元亏虚，肝血不足，筋骨不坚，过早、过快衰老退变，脊柱易遭受外邪为正虚。治疗中应牢记祛邪扶正两大原则，初起易祛邪，后期易扶正，正盛则邪不易侵。手法治疗中应重点在于恢复或改善椎体曲度，也是扶正的一种体现。

腰肌劳损案一

姜某某，女，24岁。

就诊日期：2015年1月3日。

【主诉】腰部酸痛3月，加重1周。

【初诊】患者缘于3月前，无明显诱因突感腰部酸痛，遇寒则加重，得热则减轻，近1周，因受风寒后感觉腰部疼痛加重，来银川市中医医院就诊。

【体格检查】腰肌紧张，腰部广泛压痛，活动受限。

【辅助检查】X线片示：腰椎未见明显的骨质征象。

【治法】温经通络

【处方】芫花根50 g，川乌50 g，草乌50 g，威灵仙50 g，穿山甲50 g，樟脑50 g。

【用法】将前5味药研成粉末，过100回筛，再将樟脑研细混合备用，每50g药粉加入30g鲜姜捣碎，和均匀敷在痛点，上面盖纱布，用胶布固定，10日1个疗程，48 h 1次。

【复诊】1周后腰痛痊愈。

【按语】腰肌劳损属于中医腰痛的范围，由于肝肾亏虚，气血运行失调，督脉带脉俱虚，加之风寒湿邪阻滞经络，气血运行不畅，不通则痛，本方以芫花根消肿解毒化瘀，治风湿痛；川乌草乌祛风除湿，温经散寒镇痛；威灵仙祛风除湿通络止痛，穿山甲活血通络，软坚散结，诸药配合，消散凝滞之气血，促进挛缩之筋膜恢复。加用生姜散寒并起粘附作用，樟脑能扩张局部血管，有止痛止痒作用。

胸腰椎小关节紊乱案一

李某某，女，30岁。

就诊日期：2013年4月7日。

【主诉】腰部疼痛伴活动受限 3 日。

【初诊】患者缘于 3 日前，因弯腰干活后感腰部疼痛剧烈，活动受限，未引起本人重视，未做任何治疗，今晨感腰痛加重，来银川市中医医院就诊。

【体格检查】腰肌紧张，L4~5 棘突旁压痛（++），叩击痛（++），腰椎活动受限，余（−）。

【辅助检查】腰椎 CR 片示：L4~5 棘突向右侧偏歪。

【治法】疏筋活络，消肿止痛。

【处方】腰椎定位板法治疗。

【复诊】1 周后复查，腰部疼痛消失，行走自如。查体：腰椎生理曲度正常，腰部无压痛。

【按语】腰椎定位板法在传统理筋手法的基础上，以"定位"为特点，目标明确，在力点施以爆发力，以"定点"固定骨盆、椎体或躯干部，利用杠杆原理，令椎体旋动从而达到矫正棘突偏歪和关节错位的目的，腰椎定位板法对腰椎关节错位优于非定位斜拔法，此方能恢复腰椎的正常解剖位置，恢复脊柱内外平衡，解除关节囊嵌压，减轻鞘膜囊的形变和张力，是临床治愈的机理。

胸腰椎小关节紊乱案二

谢某，男，34 岁。

就诊日期：2013 年 6 月 17 日。

胸背部疼痛伴胸闷 2 天。

【初诊】患者缘于 2 天前，因醉酒后卧于沙发一夜后感胸背部胀痛，胸闷，心悸，未引起本人重视，今晨感胸背胀痛不减，来银川市中医医院就诊。

【体格检查】胸椎棘突偏歪，右偏歪；胸 11 棘突压痛（++），可触及周围竖脊肿胀、僵硬。

【辅助检查】胸椎 CR 片示：胸 11 棘突向右偏歪。

【治法】疏筋复位，消肿止痛。

【处方】仰卧位按压复位法。

【复诊】1天后复诊，胸背部胀痛、胸闷、心悸等症状消失，胸11棘突偏歪恢复，无压痛、肌紧张。

【按语】胸椎小关节紊乱症俗称为"岔气"，祖国医学认为其属于"骨错缝"的范畴，其病机主要是急性外力或慢性累积性损伤，使胸椎小关节细微错动，气血瘀滞不通，不通则痛。正骨手法实际上是医生为纠正错位关节设置失平衡状态，然后一个轻微的纠正力量，使关节恢复原位；仰卧位按压复位法，患者环抱上肢深吸气后，使胸椎小关节充分打开，造成小关节比较容易复位的状态，整个正复过程患者再无体位改变，利于锁定和之后的复位，体现了手法之巧应于左手固定，右手定位，复位过程中双手均固定姿势不变，不需要再旋转侧弯等动作，可谓一步固定到位，而发力源于自己的上身，体现了手法的"稳""准"，整个复位过程中不需要调整角度，把握时机。总的来说，本法复位准确、操作简单，成功率高。

腰三横突综合征案一

王某，男，39岁。

就诊日期：2013年7月2日。

【主诉】腰部疼痛伴活动受限12天。

【初诊】患者缘于12天前，无明显诱因突感腰部疼痛不适，活动不利，自行口服止痛药后，疼痛缓解（具体用药不详），未引起本人重视，近3天腰部疼痛加重，活动受限，来银川市中医医院就诊，诊断为"腰三横突综合征"。

【体格检查】腰椎向左侧弯曲，生理曲度消失，左侧第三腰椎横突出压痛（++），可触及条索样硬结，腰椎活动中度受限。

【辅助检查】腰椎CR片示：未见异常。

【治法】活血化瘀，疏筋活络。

【处方】腰三横突左侧小针刀松解术。

【复诊】3 天后复诊，腰部疼痛症状消失，腰部活动自如。

【按语】运用针刀直接切断腰三横突尖部的粘连组织，可以从根本上解决筋膜的痉挛，从而减轻对血管神经的卡压，缓解疼痛，同时促进局部病变组织的血液循环，使得 L3 横突局部病变组织血供障碍得到改善，得到能量和营养补充，减少代谢废物和炎性介质的堆积，缓解疼痛，修复受损组织，松解剥离 L3 横突尖部瘢痕组织粘连，可使得腰部内外动态平衡得到恢复，使受压神经得到解除，血管通畅。

坐骨神经痛案一

杨某，女，49 岁。

就诊日期：2015 年 4 月 8 日。

【主诉】右侧臀部疼痛伴右下肢放射痛 1 月。

【初诊】患者 1 个月前，因醉酒受凉后感右臀部疼痛伴有下肢放射至小腿，曾先后到多家医院行按摩理疗治疗，效果不佳，其病反甚，来银川市中医医院就诊。

【体格检查】右臀部环跳穴压痛（＋），向下至小腿如电掣，右直腿抬高试验（＋）。

【辅助检查】X 线片示：未见腰椎、骨盆骨质异常。

【治法】活血化瘀，温经止痛，祛风除湿。

【处方】桂枝 24 g，知母 24 g，防风 24 g，白芍 18 g，麻黄 8 g，甘草 8 g，白术 30 g，生姜 30 g，附子 60 g，桃仁 10 g，红花 10 g，苏木 10 g。

【服法】水煎服，1 日 1 剂。

【复诊】7 剂后能下床自己跛行上厕所，药已中病，遵上方麻黄减至 4 g，加鸡血藤 30 g，木瓜 20 g，继续服用 7 剂后病愈。

【按语】坐骨神经痛一证，多为汗出浴水，醉酒挡风，腰肌劳损，风寒湿邪乘虚直中筋脉，阳气阻遏，筋脉痹阻，失于润养所致，故选用桂枝芍药知母汤治之。其方祛风逐湿，通阳行痹，合营止痛。用之甚为合拍，临床每遇此症，用之甚效，在运用本方时，附子剂量宜大不宜小，常用量在 50~60g（必须先煎 2 h 以降低毒性），坐骨神经痛多为寒湿之邪，直中在骨外皮内较深的筋脉位置，量小则难以驱动直中寒湿之邪矣。故用大剂量附子，以加强温经止痛，直达病所，驱逐痹阻，在筋脉之寒湿之邪。

颈肩综合征案一

升某，女，51 岁。

就诊日期：2013 年 3 月 26 日。

【主诉】颈部酸痛伴左臂肘放射痛 1 年，加重 3 天。

【初诊】患者缘于 1 年前无明显诱因，突感颈部酸困并向左臂肘放射，休息后缓解，未引起本人重视，未做任何治疗，近 3 天因劳累后感颈部酸困并向左肩肘部放射加重，来银川市中医医院就诊。

【体格检查】颈椎生理弧度消失，颈项肌紧张，颈 3~5 棘突旁压痛（++），向左肩背部放射，左臂丛牵拉试验（+），余（-）。

【辅助检查】颈椎 X 线片示于：颈椎曲度变直，C4 棘突旁左偏歪，颈 4~5 椎体有骨赘形成。

【治法】舒筋复位、活血消肿止痛。

【处方】（1）颈部针刀松解法：（2）整脊微调法，1 日 1 次，7 天 1 个疗程。

【复诊】2 周后颈部、左肘部酸痛消失，颈部活动自如。

【按语】颈椎是人体脊柱最富有移动性但最不稳定的部分，颈肩综合征的机制是慢性劳损发生时，颈伸肌群常常存在受损变形，如肌纤维断裂，结缔组织增生、粘连，肌纤维萎缩。颈椎在屈伸旋转活动中，颈伸肌群的损伤常常导致颈椎学平衡失调，针刀闭合松解配合整脊微调治疗颈肩综合征是通过松解剥离变性的软组织瘢痕，刺入疼痛的病灶即紧张挛缩的部分，使紧张的筋膜层得到初步松解，配合整脊微调手法，使挛缩变形的组织得到进一步松解，能部分恢复脊柱的正常生理弧度，纠正小关节紊乱，使颈肩综合征的症候群得到缓解和治疗。

膝关节滑膜炎案一

赵某某，女，31 岁。

初诊时间：2012 年 9 月 12 日

【主诉】右膝关节肿痛 5 天。

【初诊】患者入院前 5 天爬山后即感有膝关节疼痛，并逐渐肿胀、发热膝关节屈伸不利，下蹲时困难，来银川市中医医院门诊就诊为"右膝关节滑膜炎"，给予中药外敷，患者肿胀有所消退，为寻求系统治疗，来银川市中医医院由门诊收住。

【辅助检查】右膝关节 X 线片示：右膝关节未见病变。

【辨证分析】患者膝部疼痛伴活动受限，痛处固定，伴有肢体肿胀，故辨病为风湿热痹，劳累致膝部气血凝滞、运行不畅、郁而化热，邪热蕴结与经络关节气血郁滞不通，以致局部红肿灼热，关节疼痛不能屈伸，观舌质暗红、苔薄黄、脉弦为湿热蕴阻之证。

【治法】清热利湿，活血化瘀。

【方药】四妙散加减：当归 12 g，赤芍 15 g，苍术 10 g，黄柏 10 g，茯苓 15 g，半夏 12 g，陈皮 10 g，川牛膝 10 g，红花 12 g，络石藤 12 g，独活 12 g，山药 15 g，续断 10 g，金毛狗脊 15 g，甘草 10 g。

【复诊】上方服用 10 剂后，患者诉右膝关节已不感疼痛，肿胀已完全消退，皮温正常，右膝关节屈伸基本如常，行走正常。

【按语】膝关节滑膜炎属中医学"痹症"范畴。多因肝肾亏虚加之劳损，跌打损伤所致，病机以湿瘀虚为特点，故治应以清利祛湿、健脾化痰、补益肝肾为主，方以四妙散加减为主，上方中苍术黄柏燥湿清热，川牛膝补益肝肾引药下行，茯苓、山药、陈皮、半夏健脾利湿化痰，当归、赤芍、红花、络石藤以活血化瘀止痛，独活、续断、金毛狗脊以补益肝肾、强筋骨，甘草调和诸药，诸药合用共凑清热利湿消肿舒筋止痛之功。

强直性脊柱炎案一

杨某某，男，52岁。

初诊时间：2013年8月2日。

【主诉】颈、腰部疼痛，活动不利1月。

【初诊】患者1个月前无明显诱因出现腰部疼痛，偶感双下肢疼痛，久坐明显，活动减轻，就诊于宁夏医科大学总医院，经多项检查，诊断为"强直性脊柱炎"。予口服非甾体消炎药（具体不详），始终未行系统治疗，每因劳累后，腰痛时有发作，自行口服活血止痛药物（具体不详），症状可减轻。1周前无明显诱因出现颈部疼痛，牵扯头部作痛，左上肢麻木，夜间、平卧时痛甚，活动后减轻。来银川市中医医院就诊。

【辅助检查】X线片示：颈椎骨质增生，胸椎退行性变，腰椎退行性变，椎旁韧带钙化。

【辨证分析】患者主要表现为颈、腰部疼痛、僵硬，活动不利，舌质暗红，苔薄白，脉弦涩。故可辨为痹证。腰为肾之府，肾主骨生髓，肝主筋，肝肾亏虚，又感受风邪的侵袭，使邪气客于督脉，致使经脉瘀滞，寒湿胶着而成。

【治法】补益肝肾，祛风散寒，活血止痛。

【方药】独活寄生汤加减：独活12 g，桑寄生12 g，续断12 g，秦艽12 g，当归21 g，川芎12 g，杜仲15 g，川牛膝15 g，狗脊15 g，生薏苡仁30 g，赤芍15 g，威灵仙15 g，羌活15 g，乳香6 g，没药6 g。

【服法】水煎服，1日1剂，分2次口服。

【复诊】服用汤药期间，配合中药定向药透，中药熏洗等治疗，并嘱其加强功能锻炼，半月后腰背僵痛，腰酸无力，头晕耳鸣等症减轻，颈椎活动稍有改善而出院，出院后上方制成丸药，每次6~8 g，1日2~3次，并嘱患者坚持功能锻炼。现随诊半年，患者病情稳定，无明显发展趋势，颈椎旋转活动明显改善。

【按语】强直性脊柱炎属于中医学"痹证""腰痛"等范畴，中医认为，本病内因为先天禀赋不足，外因感受风寒湿邪或湿热毒邪，阻于营脉，气血运行受阻，不通则痛。焦主任认为中医治疗强直性脊柱炎，补肾强督是关键，补肾是因肾虚为该病之本，痛痹是因风寒湿热及痰浊瘀血阻滞经脉而督脉不通，为该病之标，运用独活寄生汤治疗该病，方中桑寄生、川牛膝、杜仲、续断、狗脊等既能祛风除湿，活血通脉，又能补益肝肾，补肾强督，益骨生髓，而羌活、独活祛风除湿，川芎、乳香、威灵仙活血通络行痹，柔经止痛，诸药合用，共奏补气养血，补肾强督，去寒除湿，活血通络。痹之病，治以培元固本，补益肝肾，辅以祛风除湿，活血止痛之品，当以邪正兼顾，标本兼治扶正不留邪，祛邪不伤正，故治疗效果比较显著。

强直性脊柱炎案二

辛某某，男，24岁。

就诊日期：2015年1月16日。

【主诉】腰痛间作2年，再发半月。

【初诊】颈项及腰部僵痛、肩痛、髋痛、脚痛，入夜则加重，卧后翻身费力，脊柱晨僵，梦多，自汗，舌质略暗红，苔薄白，微腻，脉弦数，来银川市中医医院就诊。

【体格检查】颈项及腰部肌肉僵硬，局部压痛，活动受限。

【辅助检查】X线片示：骶髂关节模糊。化验示：B27阳性，血沉39mmol/L。

【治法】补肝肾，清热解毒化湿。

【处方】金毛狗脊 30 g，桑寄生 30 g，葛根 30 g，白芍 30 g，生甘草 10 g，青风藤 30 g，威灵仙 15 g，乌鞘蛇 15 g，白花蛇舌草 30 g，蜈蚣 2 条，虎杖 15 g，薏苡仁 30 g，山慈姑 10 g，板蓝根 15 g，赤小豆 30 g，羌活 15 g。

【服法】水煎服，1 日 1 剂，分 3 次口服。

【复诊】服 14 剂后，症状明显减轻，仍自汗，舌暗，去青风藤、山慈姑、虎杖；加姜黄 10 g，以活血止痛；桂枝 10 g，伍白芍 10 g 以调和营卫止汗，又服 14 剂病愈。

【按语】焦主任据《素问·逆调论》云"肾者水也，而生于骨，肾不生则髓不能满，故寒甚至骨也……病名曰骨痹，是人当挛节也"。认为强直性脊柱炎属中医"骨痹"范围。内因为先天不灵，肾水匮乏不能濡养督脉，外因为六淫外侵气血痹阻，若早期治疗，可遏制病情进展和降低病残，焦主任认为治疗因以肾虚着手，常用补肾舒督汤加减，方中以金毛狗脊为君，补肝肾，壮腰膝，祛风湿，桑寄生祛风湿，补肝肾，壮筋骨，枸杞子能滋补肝肾，补益精气，二药共为君药，葛根解肌发表生津，白芍养血敛阴柔肝，甘草又能缓急止痛，青风藤舒筋活血，疏风散寒，威灵仙走而不守，宣通十二经络，共为佐药，生甘草调和诸药为使药，诸药合用，使其具有补肾强督，柔筋止痛之功。风湿热邪所致。

股骨头坏死案一

陈某某，男，48 岁。

就诊日期：2015 年 1 月 27 日。

【主诉】左髋部疼痛伴活动受限 1 年。

【初诊】患者缘于 1 年前因无明显诱因，突感左髋部肿痛，行走不利，X 线片示：未见骨折，近日感左髋部疼痛加重，各个方向活动均有疼痛受限，来银川市中医医院就诊。

【体格检查】左股三角压痛（＋），左下肢纵轴叩击试验阳性，左髋呈半屈曲畸形，活动受限。

【辅助检查】做空股骨头骨密度呈浓淡不均改变，左股骨头近端的前侧面邻近关节软骨深面的下方，可见到两处低密度阴影。

【治法】疏通血脉，祛瘀通滞。

【处方】桃仁 40 g，莪术 40 g，水蛭 40 g，川牛膝 40 g，鸡血藤 40 g，大黄 40 g。

【用法】上药研成细末装袋，每袋约 40 g，每次 1 袋，涂敷患髋部，每 3 日换药 1 次，10 次为 1 个疗程。

【复诊】3 个疗程后，临床症状基本消失，左髋部无疼痛，关节活动正常。

【按语】股骨头无菌性坏死属于中医"骨蚀"范畴，有多种原因引起的脉络瘀滞，不通则痛，故髋部疼痛，痛有定处，属阴，故入夜痛甚，气血不通骨失所养，髓枯骨蚀，发为本病，补蚀散旨在"通其经络，调其气血"，本方用桃仁、鸡血藤活血化瘀、通络止痛；用莪术、水蛭搜经络之瘀血，顽结血去，新血生，则筋骨得养；川牛膝补肝肾，强筋骨，并能使药直达病所，主要配合精当，具有疏通血脉。祛瘀通络之功。外用使药物通过皮肤，孔窍，腧穴深入腠理，筋骨直接吸收，发挥其活血化瘀，疏通经络，调和气血，扶正祛邪的作用。

肩周炎案一

周某，女，56 岁。

就诊日期：2013 年 4 月 11 日。

【主诉】左肩部酸痛伴活动受限 1 月。

【初诊】患者缘于 1 个月无明显诱因，突感左肩部酸困疼痛，活动不利，未引起本人重视，未做任何治疗，近 1 周左肩部酸痛，活动受限呈进行性加重，来银川市中医医院就诊。

【体格检查】左肩部肿胀明显，肩周压痛（++），左肩关节活动严重受限，左上肢肌力、皮肤感觉正常，余（-）。

【辅助检查】左肩 CR 片示：左肩肩周炎。

【治法】活血化瘀，疏筋活络。

【处方】左肩部小针刀松解术。

【复诊】1 周后复诊，左肩肿胀消失，压痛不甚，左肩关节活动自如。

【按语】肩周炎是因为肩周软组织因受凉受损引起的肩关节周围软组织韧带、关节囊慢性炎症，广泛粘连，限制肩关节活动，使得肩周肌肉失去平衡。小针刀松解术可以是广泛粘连的软组织松解，并创伤小，术后出血少，不会引起关节周围过度肿胀、疼痛不利，术后功能锻炼。具体治疗用针刀必须全面彻底，术后用轻柔手法进行松解活动肩关节，才能达到良好效果，治愈肩周炎。

跟痛症案一

李某，男，61 岁。

就诊日期：2013 年 3 月 9 日。

【主诉】左足跟部疼痛 1 月，加重 2 日。

【初诊】患者缘于 1 个月前，因跑步后感左足疼痛不适，行走困难，休息后左足疼痛缓解，未引起本人重视，未做任何治疗，近 2 天又感左足跟疼痛剧烈，行走困难，来银川市中医医院就诊。

【体格检查】左足跟部肿胀明显，左足跟压痛（++），叩击痛（++），负重困难。

【辅助检查】左足正侧位片示：左足跟部骨质增生。

【治法】补肝肾，温经散寒，壮骨柔筋。

【处方】熟地黄 30 g，肉苁蓉 15 g，淫羊藿 15 g，川牛膝 15 g，乳香、没药各 10 g，白芍 30 g，黄芪 30 g，干姜 10 g，当归 10 g，白芥子 10 g，木香 10 g，

威灵仙 15 g，制马钱子 3 g。

【服法】5 剂水煎服，1 日 1 剂。

【用法】外用，夏枯草 30 g 水煎，外洗。

【复诊】服上方 5 剂加外洗，足跟痛明显减轻，效不更方，上方进 5 剂，痊愈。

【按语】足跟痛症是中老年人常见的病症。西医一般认为与纤维组织炎、局部炎症渗出、跟骨长骨刺有关。中医认为肝肾不足，筋脉失养，多因劳损或闪挫伤及筋骨，又受风寒湿邪侵袭，血瘀痹阻。本病治疗要抓住"虚"和"瘀"这一关键，虚为肝肾不足，筋骨失养为其本；瘀为外部侵袭，血瘀痹阻，筋骨疼痛为其标。本方的熟地黄、肉苁蓉、淫羊藿、川牛膝补肝肾以治其本；以乳香、没药、当归活血化瘀；以黄芪、干姜、白芥子、威灵仙、木香行气，活血化瘀以治其标，再配制马钱子以加强止痛效果。

跟痛症案二

李某某，男，68 岁。

就诊日期：2015 年 4 月 18 日。

【主诉】足跟痛伴行走困难 2 年。

【初诊】患者近 2 年无明显诱因，出现足跟痛，休息后不缓解，不能行走，但活动后疼痛加重，服用西药止痛剂疗效不显，来银川市中医医院就诊。

【体格检查】左足跟轻度肿胀，局部压痛（++），行走困难。

【辅助检查】X 线片示：足跟部骨质增生。

【治法】补肝肾，温经散寒，壮骨揉筋。

【处方】熟地黄 30 g，肉苁蓉 15 g，淫羊藿 15 g，川牛膝 15 g，乳香、没药各 10 g，白芍 30 g，黄芪 20 g，干姜 10 g，当归 10 g，白芥子 10 g，木香 10 g，威灵仙 15 g，制马钱子 3 g。

【服法】水煎服内服。

【用法】外用：夏枯草 50 g 水煎外洗。

【复诊】服上方 5 剂加水洗，足跟痛明显减轻，效不更方，上方又进 5 剂，痊愈。

【按语】足跟痛症是中老年:常见的临床病症,西医一般认为与纤维组织炎、局部炎性渗出,跟骨长骨刺有关。中医认为此为肝肾不足,筋脉失养,多因劳损或闪挫伤及筋骨,又受风寒湿邪侵袭,血瘀痹阻。焦主任认为本病治疗要抓住"虚"和"瘀"这一关键,虚为肝肾不足,筋骨失养未其本,瘀为外部侵袭,血瘀痹阻,筋骨疼痛为其标。本方用熟地黄、肉苁蓉、淫羊藿、川牛膝补肝肾以治其本,以乳香、没药、当归、活血化瘀;以黄芪、干姜、芥子、灵仙、木香理气、活血化瘀,以治其标,再配制马钱子以加强止痛效果,所以经过临床多年应用,疗效确切。

跟痛症案三

王某，男，45 岁。

就诊日期：2013 年 5 月 16 日。

【主诉】双足跟部疼痛 1 个月余。

【初诊】患者缘于 1 个月前，因跑步后感双足跟部酸痛不适，行走不利，自行休息，外敷扶他林软膏后，疼痛症状缓解，未引起本人重视，近 1 周又感双足跟部疼痛剧烈，行走困难，来银川市中医医院就诊。

【体格检查】双足跟部肿胀明显，足跟部压痛（++），叩击痛（++），行走困难。余（-）。

【辅助检查】双足跟部侧轴 CR 片示：双足部骨赘形成。

【治法】活血化瘀，消肿止痛。

【处方】双跟部小针刀松解术。

【复诊】1 周后复诊，双跟部肿胀，疼痛消失，行走偶感不适，又给予夏枯草 200 g 外洗，1 日 2 次，2 周痊愈。

【按语】跟痛症是跟骨跖骨面疼痛的慢性疾患，因长期站立行走，摩擦等因素，使足部肌肉、筋膜长期受到牵拉等刺激致局部产生无菌性炎症或瘀血，骨内压升高，由于足部解剖特点，决定局部组织渗出，不能向四周扩散，故而出现以疼痛为主症，西医治疗以局部封闭为主，容易复发，针刀治疗目的是切断韧带周围粘连瘢痕、痉挛部分，解除跖腱膜的压力以消除肌肉，筋膜紧张痉挛，降低局部软组织水肿，改善局部血供，促进新陈代谢，加速炎症吸收，缓解疼痛症状。

跟痛症案四

俞某，女，59 岁。

就诊日期：2015 年 4 月 1 日。

【主诉】右足跟疼痛 2 个月。

【初诊】患者缘于 2 个月前，无明显诱因突感右足跟疼痛，行走困难，伴有头昏乏力，两膝酸软，舌淡苔薄，脉沉细，今日来银川市中医医院就诊。

【体格检查】右足跟肿胀明显，局部压痛（++），叩击痛（++），行走受限。

【辅助检查】X 线诊断：右跟骨后上缘呈针样骨刺生成。

【治法】补益肝肾，温经通络。

【处方】怀川牛膝 20 g，木瓜 20 g，紫苏叶 15 g，透骨草 20 g，制川乌、草乌各 15 g，桑枝 20 g，食醋 200 ml。

【用法】上药每剂加水 3 000 ml，煎至 1 500 ml，倒入桶中熏洗时上遮盖浴巾，稍凉后将足放在药液中浸洗，1 日 2 次，每次 30 min，10 日为 1 个疗程。

【复诊】外用中药熏洗 1 日 2 次，并嘱做局部自我按摩，2 月后诸症消失。

【按语】足跟痛多因肝肾俱虚，筋失所养，易受风寒湿邪侵袭，加之外伤劳损而诱发，故本病治以补肾健骨，通络止痛为主，佐以祛瘀除湿，足跟痛除内外兼治外，还需得到病人的密切配合，急性疼痛期应注意休息，避免再度损伤，缓解好转期应积极锻炼，防止废用性萎缩，对于骨刺引起足跟疼痛严重，可将鞋内加衬厚鞋垫，鞋底足跟空一处，对减轻疼痛效果较好。跟骨骨刺与足跟痛并非成平行的正比关系，临床上常发现治疗后症状消失而 X 线片示骨刺仍存在，未见缩小，故对骨刺不必拘泥。中药熏洗治疗足跟，效果显著，方法简便，它通过药物熏洗直接作用于患处，有补肾强筋，行气活血，温经通络，消肿止痛之功。

踝关节扭伤案一

吴某某，男，25 岁。

就诊日期：2014 年 9 月 28 日。

【主诉】外伤致右踝部肿痛伴活动受限 2 h。

【初诊】患者缘于 2 h 前，因行走时不慎跌倒，当时即感右踝部肿痛，活动不利，来银川市中医医院就诊，拍片示：右踝关节未见骨折征象。

【体格检查】右踝部明显肿胀，右内踝压痛（++），活动受限。

【辅助检查】X 线片示：右踝关节未见骨折征象。

【治法】活血化瘀，消肿止痛。

【处方】赤芍 100 g，生栀子 100 g，生川乌 100 g，川续断 500 g，泽兰 500 g，紫金花 500 g，生胆南星 500 g，白芷 500 g。

【用法】上药研成极细末，过 45 目筛，取蜂蜜 1 000 g，凡士林 300 g 加热至 70° 搅拌融化后，待温度降到 40℃左右，加入药粉 600 g，逐渐搅拌混合至冷却，取适量药膏均匀摊在棉垫上，敷于患处，1 天 1 次，3 次为 1 个疗程。

【复诊】9 天后病愈。

【按语】软组织损伤早期由于创伤血肿或炎症反应致使气滞血瘀，脉络不通，而产生的疼痛，肿胀形成的原因是肢体受伤后，脉络受阻，血溢脉外，离经之血形成血肿或局部气血流通受阻，运化失常，水湿停聚于肢体的局部产生水肿。因此，活血化瘀，消肿止痛为其早期的治疗原则；本方用乳香、没香、生大黄活血化瘀，通络止痛；用白芷、姜黄、楠香末、五加皮行气，消肿止痛；白芥子祛瘀除湿止痛，生栀子清瘀聚之郁热。全方共奏活血化瘀，行气止痛，抗炎之痛，消肿三种功效，局部外敷使药直达病灶。

肱骨外上髁炎案一

吴某，男，39 岁。

就诊日期：2013 年 4 月 17 日。

【主诉】左肘外侧疼痛伴活动受限 1 个月。

【初诊】患者缘于 1 个月前因劳累后感左肘部外侧酸痛不适，提重物尤甚，未引起本人重视，未做任何治疗，近 4 天感左肘部酸痛加重，无法提重物，来银川市中医医院就诊。

【体格检查】左肘关节外侧压痛（＋＋），腕伸肌紧张试验（＋），余（－）。

【辅助检查】X 线片示：肱骨外上髁有骨质增生。

【治法】疏筋活络，消肿止痛。

【处方】左肱骨外上髁小针刀松解术。

【复诊】1 周后复诊，左肘外侧无压痛，活动自如，提物正常

【按语】网球肘作为一种常见病早进行针灸、推拿、理疗等均有效，但易复发，此病西医诊断为肱骨外上髁炎，发病机理多为反复的伸肘屈腕动作，使前臂伸肌在肱骨外上髁的附着处产生劳损性病变。该部位反复损伤和慢性炎症的刺激，可导致局部疼痛感，受器成高敏反应，使临床症状加重，疼痛刺激又引起肌肉痉挛。小针刀治疗的目的是：①恢复该组织的正常伸展度，使其在肘关节正常活动范围不再受到异常的牵拉力和剪力；②消除局部慢性无菌性炎症，恢复疼痛感受器的正常敏感度；③让局部病灶完全恢复，恢复正常的解剖和功能。

肘关节脱位案一

吴某某，男，27岁。

就诊日期：2013年8月26日。

【主诉】外伤致右肘部肿痛畸形1h。

【初诊】患者缘于1h前，因骑车时不慎跌倒，当时右手先着地，即感右肘部肿痛剧烈，右肘部活动受限，遂被他人送往银川市中医医院就诊，拍片示：右肘关节脱位。

【体格检查】右肘部肿胀畸形明显，右肘部关节囊压痛（++），可触及关节囊空虚及弹性固定，右肘关节活动受限，余（－）。

【辅助检查】右肘关节X线片示：右肘关节脱位。

【治法】疏筋复位，活血止痛。

【处方】肩背法手法整复肘关节脱位。

【按语】肩背法手法整复肘关节脱位，有如下优点：①单人操作避免了多人操作难协调的缺点；②利用人体肩部膨隆之解剖特点，通过杠杆作用原理，省人、省力，易于成功；③体位特殊术者易于操作，不易疲劳，患者疼痛轻，易于接受；④本法克服了膝定法及其他方法以致术者疲劳，难操作等缺点；⑤本法只要有一定的骨科临床经验，一旦确诊可随时随地进行复位，无需特殊条件或设备。

肱骨外髁骨折案一

林某，男，15岁。

就诊日期：2014年8月2日。

【主诉】左肘部肿痛伴活动受限2h。

【初诊】患者缘于2h前，因骑车时不慎跌倒，当时左肘先着地，即感左肘部疼痛剧烈，活动受限，来银川市中医医院就诊。拍片示：左肱骨外上髁骨折，骨折块翻转，在外踝后外侧。

【体格检查】左肘部肿胀明显，外侧压痛（++），肘部后外侧，外踝后侧可触及骨折块。肘关节屈曲伸展活动障碍。

【辅助检查】X线片示：左肱骨外上髁骨折，骨折块翻转，在外踝后外侧。

【治法】闭合手法整复。

【处方】中医闭合手法整复，骨折解剖复位，纸壳夹板固定3周。

【按语】中医闭合手法整复肱骨外髁翻转骨折，可减去患者受开刀之苦，而且效果满意，是治疗肱骨外髁翻转骨折的有效方法之一。骨折块的翻转是由于外伤时附着肌群的牵拉所致。故在整复时要借助附着肌群的生理拉力，在不同情况下松弛或绷紧。而陈旧损伤，往往伴有肌腱的挛缩和周围组织的粘连，在整复前要用手法松解，为整复骨折打下基础。受伤时间超过2周的往往手法整复不理想，因此，手法治疗此类骨折，越早越好，而且整复时术者要用巧劲，因势利导，切忌用暴力，猛烈的手法，以免损伤骨骺和皮肤。

肱骨髁上陈旧性伸直型骨折案一

刘某，女，13岁。

就诊日期：2014年10月17日。

【主诉】右肘部肿胀畸形2个月。

【初诊】患者缘于2个月前，因不慎跌倒右肘部先着地，即感右肘部疼痛剧烈，遂就诊于某私人诊所，经手法复位3次未复位，来银川市中医医院就诊。拍X线片示：右肱骨髁上陈旧性骨折，远折端向后错位。

【体格检查】右肘部肿胀，呈靴状畸形，触压肿硬疼痛，无骨擦感，肘关节主被动活动功能丧失，前臂及掌指部温度感觉正常。

【辅助检查】X线片示：右肱骨髁上陈旧性骨折，远折端向后错位。

【治法】疏筋复位，消肿止痛。

【处方】手法复位，顶折再整复，夹板外固定。

【复诊】3 周后，摄片复查示右肱骨髁上陈旧性骨折对位良好，已有中量骨痂生长。1 个月后即解除外固定，外用中药热敷熏洗，配合推拿按摩，功能锻炼，5 周后骨折临床愈合。

【按语】肱骨髁上骨折，属于近关节面骨折，从解剖结构看，既复杂又薄弱，伤后易发生早期并发症和晚期后遗症，而失治误治 2 周以上，移位较大，畸形连接，功能丧失的陈旧性肱骨髁上骨折，临床治疗难度则更大。以往多主张开刀手术治疗，认为手法再折整复会加重损伤，易导致骨化性肌炎等后遗症。医者坚持中医特色，发挥手法治疗之长，以准确灵巧的再折整复手法，结合中医辨证用药，推拿按摩等，不但大大减少了骨折的并发症和后遗症，而且具有骨折愈合快，功能恢复好，经济简便，后遗症少等显著优点。

尺桡骨远端骨折案一

吴某某，男，34 岁。

就诊日期：2013 年 6 月 16 日。

外伤致左腕部肿痛畸形 1 h。

【初诊】患者缘于 1 h 前，因行走时不慎跌倒，当时感觉左腕部疼痛肿胀剧烈，活动受限，遂被他人送至银川市中医医院就诊。拍片示：左桡尺骨骨折。

【体格检查】左腕部肿胀畸形明显，左腕部压痛（++），可触及骨擦音及反常活动，左腕部活动受限，余（-）。

【辅助检查】X 线片示：左桡尺骨远端骨折。

【治法】疏筋复位，消肿止痛。

【处方】左尺桡骨远端回旋手法整复术。

【复诊】复位满意后小夹板外固定 4 周，去除夹板，用海桐皮汤外洗 2 周病愈。

【按语】尺桡下端骨折的创伤机制：患者摔倒时患肢处于前臂旋前、腕关节背伸、手掌桡偏位，即桡骨桡背侧，相当于 9 点半至 10 点半的位置受到压应力，而桡骨的尺掌侧，相当于 3~4 点的位置受到过大的伸应力，使桡骨远端骨折。回旋手法是在折顶手法的基础上，根据力的平行四边形定律，即作用在物体上同一点的两个力具有相同效应的单个力来代替，回旋手法再利用反折手法在力学中合理的运用肌纤维的弦应力作用，达到最小力损耗的同时，进一步利用逆损伤机制的原理获得最大的复位空间，而使骨折复位。

胫腓骨骨折案一

李某，男，41 岁。

就诊日期：2014 年 3 月 17 日。

【主诉】右小腿肿胀伴活动受限 2 h。

【初诊】患者缘于 2 h 前，因不慎从二楼跌下，当时右足先着地，即感右小腿肿痛剧烈，活动受限，来银川市中医医院就诊。

【体格检查】右小腿肿胀明显，右胫腓骨中下 1/3 处压痛，右小腿活动受限。

【辅助检查】X 线片示：右胫腓骨中下 1/3 骨折。

【治法】活血化瘀，续筋接骨。

【处方】自然铜 20 g，鳖甲 10 g，骨碎补 15 g，金毛狗脊 20 g，龙骨 10 g，牡蛎 10 g，龟板 10 g，红花 10 g，川芎 15 g。

【服法】5 剂，1 日 1 剂，水煎服。

【复诊】1 月后小腿胫腓骨 X 线片示：右胫腓骨骨痂已形成，再服 1 月病愈。

【按语】生骨散治疗骨折是根据"肾主骨，生髓"这一理论而设。方中自然铜辛平，入血行血，有散瘀止血之功，据现代药理研究分析，能对某些酶有激活作用，再酶的活性基础上结合铜离子，可促进骨细胞活跃，有利于骨基质的形成和钙化的提前出现，能够加速骨折愈合；骨碎补能补肾强骨，活血止痛，疗伤止血；金毛狗脊补肝肾，强腰肾，坚筋骨，利关节；龙骨牡蛎滋阴、镇静、收敛；鳖甲、龟板滋阴益肾，强筋壮骨，养血不心，通利血脉。诸药合用，具有补益肝肾，散瘀止痛的功能。从而起到促进骨愈合的作用。

内外踝骨折案一

李某，男，43 岁。

就诊日期：2013 年 3 月 3 日。

【主诉】外伤致右踝部肿痛畸形 1 h。

【初诊】患者缘于 1 h 前，因不小心从高处坠落，当时右足先着地即感右踝部肿痛剧烈，不能站立，虽被他人送至银川市中医医院就诊，拍片示：右内外踝骨折。

【体格检查】右踝部肿胀畸形明显，右内外踝压痛（++），可触及骨擦音及反常活动，右踝功能活动受限。

【辅助检查】X 线片示：右内外踝骨折。

【治法】疏筋复位，消肿止痛。

【处方】右踝手法复位，小夹板外固定。

【复诊】手法复位满意后，小夹板固定 4 周后，用海桐皮汤外洗 2 周复诊病愈。

【按语】踝关节骨折脱位手法整复原则上是按照引起骨折的相反方向牵引纠正，骨折端的重叠或镶嵌，然后纠正内外踝的侧方及旋转移位以及距骨的脱位，最后整复骨折片。对踝部骨折脱位的治疗应从两个方面着手；一是注意关节面的解剖复位及提供有效的固定；而是处理其骨折脱位的同时需注意对软组织的保护和评估。采用手法整复后以 5 块夹板固定，其中内、外侧板超关节固定并有延续的布带结扎，且加相应的压垫可保持一定的加压作用，使已复位的骨断端不易移位，而随时调整夹板的松紧度，不致因带松弛和肿胀消散后夹板松动而发生移位。

骶骨骨折案一

曲某某，女，39岁。

初诊时间：2013年8月3日。

【主诉】跌伤致腰骶部肿痛伴活动受限10日。

【初诊】患者10日前在路上行走时不慎跌倒致臀部着地，即感腰骶部剧痛，不敢活动，不能生气，被动活动后腰骶部疼痛加剧，当即被送到自治区第一人民医院就诊，经拍片后提示：骶5椎体骨折，当时予活血止痛药物治疗后疼痛稍缓解，近日来患者仍感腰骶部疼痛，不能坐立弯腰时疼痛加剧，来银川市中医医院门诊就诊。

专科检查：腰骶部肌肉略肿胀、无皮下瘀血、水泡、皮肤破烂，棘突两侧肌肉略僵硬，L5~S1棘间及两侧明显压痛，仰卧挺腹试验（＋），双侧膝腱跟腱反射正常。骶尾椎X线片示：骶X椎体骨折，骶椎末节前滑。

【辨证分析】患者骶尾部疼痛伴活动受限，痛处固定，因受外力撞击致骶尾部筋伤，筋骨的损伤必然损伤气血、气血瘀滞、脉络不通、气血运行不畅则为肿为痛，故辨病为骨折，观舌质暗、脉细涩为气滞血瘀之证。

【治法】活血化瘀，通络止痛。

【方药】桃仁10g，红花10g，当归10g，川芎10g，没药6g，秦艽10g，独活10g，甘草6g，川牛膝10g，地龙10g，香附12g，羌活12g，白芍10g，炙生甘草10g。

【服法】凉水煎服，1日1剂，分2次口服。

【复诊】上方服用7剂后，改为补益肝肾、强壮筋骨、补骨壮筋汤继续服用。

【按语】身痛逐瘀汤出于清代名医王清任先生之《医林改错》，主方具有活血化瘀、通络止痛、祛风除湿之功，主治瘀血痹阻。经络所致之肩痛、膝痛、腿痛或周身疼痛，本病证主要病机为跌扑损伤、血络受损、经脉瘀阻、气血运行不畅、不通则痛，故治宜活血化瘀、通络止痛，身痛逐瘀汤正为此病机，本方用桃仁、红花、当归、地龙等活血药以逐瘀通络止痛，香附理气开郁，羌活、秦艽祛风湿止痛，川牛膝独活引药下行，直达病所，诸药合用可改善肢体血液循环，使瘀血祛、经络通、气血运行通畅而病去。根据中医损伤三期辨证分法，骨折分为初、中、后 3 期，初期一般在伤后 1~2 周，由于气滞血瘀，以活血化瘀为主，即采用下法、消法，身痛逐瘀汤具有活血化瘀，通络止痛之功。其病机为跌打损伤、血络受损、经脉瘀阻、气血运行不畅，与骨折三期辨证初期证型符合。

类风湿性关节炎案一

王某某，女，50 岁。

初诊时间：2012 年 10 月 30 日。

【主诉】周身关节肿痛 10 余年，加重 1 年。

【初诊】患者无明显诱因。10 余年前出现双膝。双肘及双髋部疼痛，曾口服私立诊所所配制的中药丸剂及药酒（药名，剂量不详），症状缓解。1 年来周身关节疼痛加重，患者曾自行拔罐，火疗。症状略缓解。每逢阴天下雨疼痛明显加重。来银川市中医医院就诊。

专科情况：双膝，双踝、双腕轻度肿胀，压痛明显，活动障碍。双髋及右肩肿胀不显，压痛明显。活动受限，诸关节皮温低，双膝及双肘呈轻度屈曲畸形，双侧浮髌试验（＋）。风湿四项：CRP37.68mg/LRF10.6IU/ mlASO314.72IU/mlESR54mm/h。

【辨证分析】肩、肘、腕、手、膝、踝、足等关节晨僵疼痛，肿胀，变形，屈伸不利。功能障碍，痛不任地，时痛如虎口齿，局部有冷痛，形体怕冷，遇热则舒遇冷则痛，或有呕吐，纳呆，大便稀溏，小便频数。舌质淡，苔白，脉沉细，均属中医痹症（寒湿凝滞）范畴。

【治法】祛风除湿，益痹止痛为法。

【方药】独活寄生汤加减：生地黄 30 g，当归 10 g，赤芍 10 g，白芍 10 g，羌活 10 g，独活 10 g，威灵仙 10 g，生白术 10 g，茯苓 10 g，鸡血藤 30 g，桑枝 10 g，炮山甲 6 g，秦艽 10 g，防风 10 g，防己 10 g，川牛膝 10 g，红花 10 g，甘草 10 g，蒲公英 15 g。

【服法】冷水煎服，1 日 1 剂，分 2 次温服。

【复诊】服上方 1 个月后，患者双髋疼痛减轻。双膝肿痛稍减，双踝、双膝肿痛明显减轻，轻度右肩部疼痛，右手指麻木减轻。目前继续门诊治疗。

【按语】本病多因营卫俱虚，气血不足，气味肝肾亏虚，易感风寒湿热等外邪。病久痰浊瘀血，导致虚实夹杂，缠绵难愈。其病机特点为本虚标实，本虚以脾、胃、肝、肾亏虚，气血不足为主，标实主要为痰湿壅盛，痰郁互结，本病患者起初确因调护慎真致卫气虚，不能护皮肤，肥腠致玄府开泄，风寒湿邪乘之侵及络道，气血受阻，不通则痛，故治当以独活寄生汤为主以达祛风除湿，通瘀止痛的作用。方中独活、羌活、威灵仙、鸡血藤、防风、防己以祛风除湿养血合营，散寒止痛。川牛膝、秦艽、桑枝以补益肝肾，白术、茯苓、甘草益气扶脾使气血旺盛。

类风湿性关节炎案二

杨某某，女，67 岁。

初诊时间：2013 年 8 月 12 日。

【主诉】四肢关节肿痛 5 年，加重 2 个月。

【初诊】患者 5 年前左腕无明显诱因肿痛，1 周后发展至双手、双腕、双肩、双肘、双足诸关节。诊断为类风湿关节炎。给予抗炎止痛等治疗 5 个月，病情缓解。几年来病情时轻时重。一直抗风湿治疗。2 个月前因感冒关节肿痛加重，活动困难，来银川市中医医院就诊。

专科检查：双手中指，近端指间关节，小指掌指关节，腕部尺骨茎突及双足足拇趾趾关节明显肿大，畸形。余肢体关节未见异常。风湿四项：类风湿因子 122.8 IU/ml，血沉 61 mm/h。

【辨证分析】患者病程长，延绵日久不愈，肝肾亏损，气血俱虚，痰瘀交结，寒湿凝滞，痹阻经络，停滞关节，至寒凝痰瘀，肢节失于气血温煦濡养，而出现关节肿大、僵硬、变形、刺痛、屈伸不利，结合舌质暗，脉细弦，辨为痹，证属痰瘀交阻，痹阻经络。

【治法】补肾散寒，搜风通络。

【方药】生地黄 30 g，当归 10 g，赤芍 12 g，白芍 12 g，羌活 12 g，独活 12 g，秦艽 12 g，鸡血藤 30 g，忍冬藤 30 g，玄参 15 g，桔梗 10 g，陈皮 10 g，桑枝 30 g，红花 12 g，木瓜 15 g，川牛膝 10 g，豨莶草 10 g，海风藤 10 g，薏苡仁 60 g，透骨草 10 g，威灵仙 12 g，地骨皮 12 g。

【复诊】服用 1 周后，患者关节疼痛减轻，连服 1 周后，患者肢体关节疼痛减轻，指腕关节肿胀明显消退。

【按语】中医将类风湿性关节炎统属于"痹证"范畴。中医理论认为风、寒、湿、热、毒、劳伤，产后及七情失调均为类风湿性关节炎发病的诱因。风、寒、湿热之邪留滞筋骨关节，损伤肝肾阴血。筋骨失养，故见关节肿痛、僵硬、屈伸不利，活动障碍，痉挛，即为痹证。本病基本病机是素体本虚，肝肾亏损，气血不足。风寒湿邪，闭阻脉络，流注关节。内舍于脏腑，而致肝、脾、肾三脏受损，使脏腑气血阴阳随之而亏。病位在骨、关节，筋脉，肌肉，故治以祛风除湿，补益肝肾为主，方中独活，羌活祛下焦筋骨间之风寒湿邪，秦艽除风湿而舒筋，川牛膝祛风湿兼补肝肾，当归、地黄、白芍等兼活血，海风藤、鸡血藤、忍冬藤等，祛风清热，通络，木瓜、薏苡仁、地骨皮等清热利湿，全方祛邪扶正，标本兼治，可使气血畅、风湿除。肝肾强而疼痛愈。

类风湿性关节炎案三

李某某，女，51 岁。

初诊时间：2013 年 7 月 29 日。

【主诉】全身关节游走性疼痛加重 2 周。

【初诊】患者 4 年前受凉后出现四肢疼痛，尤以双手指间关节、掌指关节、腕关节为甚。双下肢冰凉，有晨僵现象，而经宁夏医科大学总医院门诊诊断为"类风湿性关节炎"。住院后给予静滴血塞通注射液，口服中药汤剂治疗后症状缓解，近日感上述症状加重手指关节疼痛明显关节僵直，活动后稍缓解。来银川市中医医院就诊。

专科检查：双手指间关节、双手掌指关节、双腕、双肩、双膝、双踝关节来见明显肿胀畸形，局部皮温不高、不红，各关节压痛阳性，活动度为可，双小腿冰凉、末梢血运正常。风湿四项：血沉 36 mm/hC，反应蛋白 9.50 mg/L。

【辨证分析】患者四肢关节关节疼痛，尤以双指间关节、掌指关节腕关节为甚，年老体弱加之长期劳累导致四肢气血凝滞运行不利，外感风寒之邪闭阻经、流注关节、关节屈伸不利，经络不通则痛故辨证为痹证。舌淡苔薄白脉细弦为风寒闭阻之证。

【治法】益气活血，除湿止痛。

【方药】芪归地黄加减：赤芍 15 g，当归 12 g，灵活 10 g，生黄芪 30 g，独活 10 g，威灵仙 12 g，防风 10 g，秦艽 12 g，生白芍 15 g，穿山甲 10 g，鳖甲 15 g，蜂房 10 g，淫羊藿 10 g，红花 12 g，透骨草 10 g，白术 12 g，生地黄 30 g，炙甘草 10 g，陈皮 10 g。

【服法】1 日 1 剂，温水煎服，1 日 2 次。

【复诊】服用上方 15 日后，患者双手指间关节、掌指关节、腕关节疼痛明显减轻，手指活动改善，嘱其服用本方 2~3 个月。

【按语】类风湿性关节炎属于中医"痹痛""历节"等范畴，其发病机制为肝肾精亏、正气虚弱、感受风寒湿邪、气血用行不畅、疾阻脉络。因此气血不足是发病的基础，洛瘀血痹是病理症结胃寒弊病的始终，治疗宜以祛风除湿、活血化瘀、通络止痛，痛疾消肿为治疗原则，加味芪归地黄汤方中的生地黄清热滋阴、凉血止血、生津止渴，黄芪、白术健脾益气、燥温利水，白芍养血柔肝、缓急止痛敛阴收敛，威灵仙、秦艽祛风除湿、通络止痛，淫羊藿、独活补益肝肾、强筋骨，红花、鳖甲清热化瘀。主方祛邪与扶正并施使风湿得除、气血得畅、肝肾得补，日久则痹症可除。

类风湿性关节炎案四

孙某某，女，40岁。

就诊日期：2014年12月7日。

【主诉】四肢关节酸痛1年，加重1个月。

【初诊】患者缘于1年前，无明显诱因，感手指关节肿胀疼痛，晨起僵硬，两膝踝关节肿胀明显，关节局部怕冷。患者至一私人诊所就诊，给予口服药物治疗，后症状缓解。1个月前受凉后出现四肢关节酸痛加重。遇冷加重，得热则舒，来银川市中医医院就诊。

【体格检查】双膝，双踝关节肿胀明显，局部压痛(－)，无红热感，活动受限。

【辅助检查】查血沉73 mm/h，类风湿因子阳性。

【治法】散寒除湿，化痰祛瘀，通络止痛。

【处方】生麻黄10 g，川桂枝10 g，制苍术10 g，熟附片10 g，防风10 g，防己10 g，威灵仙10 g，鸡血藤15 g，全蝎3 g，露蜂房15 g，雷公藤15 g。

【服法】水煎服，1日1剂。

【复诊】服本方10剂，疼痛缓解，肿胀减轻，服50剂小关节肿痛基本消失，肢体活动如常，血沉降至15 mg/h，类风湿因子转阴病愈。

【按语】风湿顽痹主要是外感风寒湿邪，病久邪气痹阻络脉，气血津液运行迟涩形成痰浊与瘀血，因此风湿瘀阻络脉实乃本病之关键。治疗应采取祛风除湿化痰消瘀的方法。方中麻黄发散风寒，苍术苦温燥湿，附子温经散瘀，防风祛风除湿，桂枝祛在上之风，防己除在下之湿，威灵仙通行于两经脉祛风通络，胆南星化痰燥湿，桃仁活血化瘀，鸡血藤活血又养血，兼制约他药温燥太过，全蝎、露蜂房搜风剔络，雷公藤祛风解毒。纵观全方，君臣佐使配合得当，既能散风邪于上，又能渗湿邪于下，还可散寒通络，化痰消瘀。

风湿性关节炎案一

刘某，女，47岁。

就诊日期：2015年3月7日。

【主诉】腰痛伴双膝关节肿痛3年。

【初诊】患者于3年前，因不慎受凉感腰痛，双膝关节肿痛，活动受限，辗转多家医院诊治，均未见明显好转，来银川市中医医院就诊。

【体格检查】腰部肌紧张，双膝肿胀明显，局部触痛（++），活动受限。

【辅助检查】抗O：870 mmol/l，血沉78mm/h。

【治法】散寒祛风，缓急止痛。

【处方】全虫20 g，乌鞘蛇2条，僵蚕10 g，蕲蛇20 g，当归20 g，白芍20 g，川芎15 g，细辛3 g，川乌7 g，薏苡仁30 g，土茯苓30 g。

【复诊】服药2周后，肿痛大减，去全虫加地龙，再服药2周，关节疼痛，肿胀消失，再配以温肾药物治疗月余，以巩固疗效。

【按语】焦主任行医40多年，临床经验丰富，临证审病机，细辨脉证，擅治疑难杂症，尤其善用虫类药物，配伍其他药物，治疗多种疾病。

《素问·痹证论》提出"风寒湿三气杂至，合而成痹。风气胜者为行痹，痛无定处；寒气胜者，为寒痹，痛有定处，粘滞重着。"焦主任在运用祛风药治疗时，既能搜风又能胜湿的虫类药物，组方针对寒湿之因，祛除病邪后，再用温肾药调理。方中芍药配川芎，散寒祛风，缓急止痛，乌梢蛇配薏苡仁、土茯苓祛风渗湿，全蝎与僵蚕、蜈蚣配用加强通络止痛。

风湿性关节炎案二

毛某某，女，22岁。

就诊日期：2015年5月17日。

【主诉】全身诸关节肿痛，反复发作近10年，加重3月。

【初诊】患者缘于10年前无明显诱因，突感全身多关节红肿热痛，活动不利，未引起本人重视，近3个月病情复作，全身多关节红肿热痛，伴有发烧，肢体僵硬，卧床不起，双手指关节变形，来银川市中医医院就诊。

【体格检查】全身多关节肿胀明显，局部皮温高，肢体僵硬，活动受限。

【辅助检查】抗O＞500，血沉60 mmol/L。

【治法】清热利湿、通络止痛。

【处方】忍冬藤60 g，青风藤60 g，络石藤8 g，败酱草30 g，土茯苓21 g，老鹳草30 g，丹参30 g，香附15 g，白花蛇舌草30 g，防己18 g。

【服法】6剂，水煎服，1日1剂。

【复诊】6剂后关节热痛大减，舌质淡红，脉弦。热像大部已除。重拟方，清痹汤加乌梢蛇12 g、地龙15 g、鸡血藤30 g。水煎服，1日1剂，服20剂。全身诸关节肿痛消失，活动自如。

【按语】风湿热痹可直接感受风湿热邪所致，也可内体蕴热或青少年阳盛风湿之体感受风湿阻邪蕴化为湿热而引起。痛不可触，得冷则舒，遇热则剧。证属风湿热之邪壅脉络。方中用忍冬藤、络石藤、青风藤，一则其性俱凉，功在清热解毒，二则均为藤蔓药物，凡藤蔓之属皆能通经入络，治一切历节风痛；茯苓、败酱草、老鹳草加强消热解毒之功，祛脾湿，绝水湿之源；脾胃健则营卫和，水湿去则筋骨和；丹参、香附能活血通络行气。诸药相合，共达清热解毒，疏风除湿,活血通络之目的。治疗本病必须以清热解毒,不宜妄投辛燥通络之品。

痛风性关节炎案一

张某某,男,59岁。

初诊时间:2013年7月29日。

【主诉】双足第一趾趾关节内侧疼痛10年。

【初诊】患者10年前因大量喝酒后出现双足第一趾趾关节内侧疼痛,当时就诊于青铜峡市当地医院。诊断为"痛风性关节炎",给予秋水仙碱。醋酸芬酸肠溶片口服,症状缓解,10年来患者双足第一趾趾关节内侧疼痛时有反复。多次口服秋水仙碱片,布洛芬缓释片对症治疗,今为求系统治疗,就诊于银川市中医医院骨伤科门诊。

专科检查:双足第一趾趾关节内侧皮肤略红,略有肿胀、局部皮温稍高,压痛明显,患肢末梢血痛,感觉无明显异常,双足第一趾趾关节活度轻度受限。其余肢体无异常。

【辅助检查】肾功:尿酸478 umol/L。

【辨证分析】患者平素喜食肥甘厚味,脾失健运,内生湿热,加之内湿热邪侵袭机体,导致风湿热邪合邪为患,风湿与热相搏,流走关节郁而化热,气血不能流走瘀阻经络。骨关节红肿热痛久而外邪阻滞经络,气血运行不畅以趾关节。肌肉疼痛,屈伸不利而形成痹症,故辨病为痹症,患者红肿热痛,拒按,触之局部灼热,得温则舒,观舌质暗,脉弦滑为热瘀阻。

【治法】清热利湿,活血通络。

【方药】四妙丸加减:黄柏12 g,薏苡仁30 g,苍术15 g,川牛膝12 g,生地黄30 g,土茯苓30 g,虎杖15 g,红花12 g,赤芍15 g,泽泻12 g,独活10 g,丝瓜络12 g,络石藤15 g,陈皮10 g,生甘草12 g。

【服法】水煎服,1日1剂,分2次温服。

【复诊】7天为1个疗程，连服2个疗程，服药期间，忌食动物内脏，海鲜、酒豆及豆制品等食物。2周后患者双足第一趾趾关节肿胀已消，疼痛消失，行走活动自如。

【按语】痛风性关节炎是临床常见病，病因主要是由于过食辛辣厚味，脾胃运化失常。湿热蕴阻脉络瘀滞，故见关节红肿热痛。治应以清热利湿，通络止痛，四妙丸中黄柏、薏苡仁、苍术、川牛膝、生地黄健脾，燥热利湿，舒筋通络；土茯苓、丝瓜络、络石藤，陈皮活血化瘀，舒筋通络；甘草缓急止痛，调和诸药。外敷可配以金黄散药，内服、外敷兼治。共兼清热利湿，通络止痛之功。诸症自解。

痛风性关节炎案二

雷某某，男，61岁。

初诊时间：2013年1月7日。

【主诉】右足背间断肿痛5年，加重伴活动受限5天。

【初诊】患者自诉于5年前因右踝关节肿痛，于宁夏回族自治区人民医院体检回报"高尿酸血症"，未予重视。1年前患者无明显诱因出现右足背及踝关节肿痛症状，当时就诊于国龙医院，经行血尿酸检查后诊断为"痛风"，予口服秋水仙碱及双氯芬酸钠治疗后症状缓解，后经饮食控制，上症偶尔发作，5天前患者又因进食海带及饮啤酒后出现右足背肿痛，尤以夜间静息痛明显，于今日就诊于银川市中医医院骨伤科。

专科检查：脊柱正常无畸形，双下肢感觉、肌力及肌张力正常，右足第一、二跖趾关节背侧皮肤发红，轻度水肿，局部皮温偏高，明显压痛，患肢末梢血运、感觉无明显异常，足趾活动自如。

【辅助检查】血尿酸：525 umol/L。

【辨证分析】患者素体亏虚，劳倦过度，耗伤正气，加之风湿热邪侵袭人体，导致风湿热合邪为患，风湿与热相搏，流走关节，郁而化热，气血不能流畅，瘀阻经络，故关节红肿热痛，痛不可近，热邪炽盛而发病。久而外邪阻滞经络，气血运行不畅，以致关节、肌肉疼痛、麻木、屈伸不利而形成痹症，患者足部红肿热痛，拒按，触之局部灼热，得凉则舒，加之舌红苔黄腻脉滑数，均为气湿热痹之征。

【治法】清热利湿，活血祛瘀。

【方药】四妙散加减口服：炙黄芪 30 g，金银花 15 g，生地黄 30 g，当归 12 g，生薏苡仁 30 g，川牛膝 12 g，赤芍 15 g，苍术 12 g，茯苓 12 g，黄柏 12 g，丝瓜络 12 g，萆薢 10 g，生甘草 10 g。

【服法】凉水煎服，1 日 1 剂，分 2 次温服。

【复诊】服用汤剂的同时，局部配以外敷金黄膏治疗，7 剂后，患者右足背肿痛明显好转，右足第一、二跖趾关节背侧皮肤不红，无水肿，局部皮温不高，无压痛，足趾活动自如。

【按语】痛风是一种嘌呤代谢障碍引起的疾病，中医认为本病饮食不节，过食肥甘厚味、辛辣之品，导致脾运不健，湿痰内生化热，阻滞经络，以致气滞血瘀，不通则痛，或久病失治，邪气入里，伤及脾肾，以致脾肾阳虚，寒湿阻络，气血凝滞不通而致病，治当辨证求因，分型治之，湿热下注，兼有瘀血之证，治宜清热利湿，化瘀通络，方用四妙散加减，方中苍术、黄柏、薏苡仁、川牛膝为主药，使湿热之邪能速祛，黄芪、茯苓以健脾利湿，金银花、生地黄以清热生津，当归、赤芍以活血通络，萆薢利湿，丝瓜络祛风通络，甘草调和药性，诸药共用有通达清热、利湿、益气和通络宣痹之功效。

痛风性关节炎案三

张某某，男，56 岁。

初诊时间：2013 年 7 月 5 日。

【主诉】右足第一跖趾关节内侧肿痛4天。

【初诊】患者4天前因进食羊肉，并大量饮酒后，突发右足第一跖趾关节内侧肿痛，夜间痛甚，行走困难，患者自行理疗未缓解，来诊。

专科检查：右足第一跖趾关节内侧皮肤发红，肿胀明显，局部皮温偏高，压痛明显，患肢末梢血运感觉无明显异常，右足第一跖趾关节活动轻度受限，其余肢体无异常。尿酸检查：480 umol/L。

【辨证分析】患者平素喜食肥甘厚味，脾失健运，内主湿热，加之风湿热邪侵袭机体，导致风湿热与邪为患，风湿与热相搏，流走关节，郁而化热，气血不能流通，瘀阻经络，故关节红肿热痛，痛不可近，久而外邪组织经络，气血运行不畅，以致关节、肌肉疼痛、麻木、屈伸不利而形成痹症，故辨病为痹症，患者红肿热痛，拒按、触之局部灼热，得温则舒，观舌质暗淡，苔薄黄，脉弦滑为湿热瘀阻。

【治法】清热利湿，活血通络。

【方药】黄柏12 g，薏苡仁30 g，苍术15 g，川牛膝12 g，土茯苓60 g，虎杖30 g，威灵仙30 g，桃仁12 g，赤芍12 g，地龙6 g，泽泻9 g，熟地黄9 g，补骨脂9 g，秦艽9 g，威灵仙30 g，萆薢30 g。

【服法】水煎服，1日1剂。

【复诊】治疗期间应卧床休息，外药金黄散，1日换药1次，限制患者活动，大量饮水，嘱患者禁食味重的食物，如动物内脏、海鲜之类的食物。

【按语】四妙丸有清热利湿之功，主治湿热下注之证，方中苍术、黄柏清热燥湿，辅以薏苡仁渗湿降浊、利湿清热，川牛膝兼有活血、祛湿、通络及引药下行之功，土茯苓、虎杖、萆薢、泽泻利水渗湿，桃仁、赤芍、地龙为凉血活血通络之要药，金黄散为凉血活血、利湿消肿之外用药，内外合用效果更佳，四妙丸治疗痛风性关节炎急性发作效果显著且副作用少，疗效稳定。

痛风性关节炎案四

张某某，男，27 岁。

就诊日期：2013 年 3 月 9 日。

【主诉】右足背红肿疼痛伴行走困难 2 天。

【初诊】患者缘于 2 天前吃海鲜后感右足背疼痛剧烈，行走困难，自行口服止痛药（具体用药不详），右足背未感缓解，即于今日上午来银川市中医医院就诊。

【体格检查】右足背红肿明显，以右拇趾为甚，局部触痛（++），局部皮温高，右足活动受限。余（－）。

【辅助检查】(1) 右足 CR 片示：未见异常；(2) 尿酸：900 umol/L。

【治法】清热利湿、通络止痛。

【处方】苍术 12 g，黄柏 12 g，薏苡仁 10 g，川牛膝 10 g，萆薢 10 g，威灵仙 12 g，丹参 20 g，赤芍 15 g，虎杖 15 g，络石藤 12 g。

【服法】水煎服，1 日 1 剂，分 3 次服。金黄散调清茶外敷，1 日 1 次，1 次 5 h。

【复诊】1 周后复诊，右足背肿胀疼痛消失，行走自如，病愈。

【按语】痛风是一种嘌呤代谢紊乱引起的疾病，常见于食肉过多及营养丰富者，每因某种诱因外伤、暴食、感染、酗酒、情绪激动而发病。本病分为急性发作期和慢性缓解期。急性以实证为主，慢性以虚症为主，本病多以患者过食膏粱厚味，湿热内蕴伤及脾胃，兼外感湿热邪气或素体阳盛，阴液不足，感邪以阳化热，留滞骨骼，经络气血不通，表现为灼热红肿、功能障碍、痛不可触，治以清热利湿、通络止痛以四妙散加味，苍术、黄柏、薏苡仁、川牛膝、萆薢、络石藤清热利湿，丹参、赤芍、虎杖、活血止痛，外用金黄散调清茶外敷，以清热解毒、除湿，消肿止痛，平时应调整情绪，平衡饮食，改善饮食结构是杜绝痛风的根源。

慢性骨髓炎案一

刘某某，男，40岁。

初诊时间：2012年8月10日。

【主诉】左大腿外侧破溃，流脓10余年。

【初诊】患者10余年前因左股骨干骨折行髓内钉固定，术后出现骨髓炎症状，行髓腔冲洗后，骨折端无法愈合，遂行左股骨外固定架固定。在大腿外侧有1固定破溃点，常年有脓液流出，每因劳累即感左大腿不适，今日在银川市中医医院就诊，X线示左股骨中段畸形愈合，向内成角，髓腔完全闭合。门诊诊断为"慢性骨髓炎"。

【辅助检查】X线检查（2012年8月10日）左股骨干中段膨大硬化，向内成角，髓腔完全闭合。

【辨证分析】患者左大腿外侧窦道形成，反复流脓10余年，外邪侵入骨中，日久瘀积化热，热甚而腐肉为脓，流出，疮溃久不收口，乃气血不能运行至此，骨无荣养所致，小骨为毒气结聚化成，至脾胃虚弱，肾气虚衰，观舌凝苔白，脉细数，为气血两虚症。

【治法】调补气血，补益脾肾。

【方药】十全大补汤加减：党参15 g，黄芪30 g，当归9 g，白芍9 g，白术9 g，茯苓12 g，陈皮6 g，肉桂3 g，生地黄12 g，桃仁12 g，红花12 g，甘草6 g。

【服法】1日1剂，水煎服，分早晚，饭后温服。

【用法】患者破溃下已形成窦道，用刮匙进行彻底清除窦道内坚硬组织，然后用五五丹药线塞于窦道内。

【复诊】2012年8月17日，患者左大腿外侧窦道脓液流出明显减少，局部皮肤颜色恢复。用尖镊探查，夹出小死骨块，窦道内组织明显变软，更换七三丹药线塞于窦道内，观舌淡红，苔白腻，脉细数。前方加炮山甲6 g，乳香、没药各6 g。

2012 年 8 月 24 日，患者左大腿外侧疮口明显缩小有少量清淡脓液流出，换药时擦拭窦道内有较多新鲜出血。焦主任指示：换药填塞纱条，应里端填实，防止疮口过早闭合，引脓外出不畅，恐生它变。改用九一丹药线塞于疮口内。原方去生地黄，乳香、没药。

2012 年 9 月 7 日，患者左大腿外侧疮口明显变浅，已无脓液渗出，擦拭较多新鲜出血，予以生肌散上药。调整口服汤药，观舌质红，苔薄白，脉滑，去炮山甲，肉桂。

2012 年 9 月 21 日，患者左大腿外侧疮口闭合，局部无红肿，无压痛，舌淡红，苔薄白，脉滑。嘱患者规律日常生活，坚持口服十全大补丸。

【按语】附骨疽今之骨髓炎，为阴寒入骨发病，病因为元气不足，治疗中应以健脾益肾扶正为原则，外科换药与内服汤药应配合使用，切不可偏废，外治中不同时期需更换不同药物，脓尽方可使用生肌散，不可急于收口，形成内大口小葫芦型，此大忌。对于久病者，应长期服用十全大补丸，提高正气，御邪外出。对于此患者复发难免，因有外固定架钢钉穿骨，无法取出，股骨髓腔已闭，均是复发因素，但减脓液，缩疮口，已使患者感觉轻松，改日日换药为 1 个月换 1 次药，病人已满意。

第四章　医论

综合治疗腰椎间盘突出症 75 例

将 1986 年以来收治的 75 例腰椎间盘突出症患者治疗效果报告如下。

（一）临产资料

1. 一般资料：本组病人 75 例，男性 63 例，女性 12 例，年龄最大者 58 岁，最小者 23 岁，病程最短 1 个月，最长 16 年，平均 25 岁，治疗最长 120 天，最短 15 天，平均 60 天，患者均有典型的临床症状和体征，经 X 线片及 CT 检查证实，诊断明确。

2. 治疗方法：在加垫牵引，常规手法后，再用旋转推扳、颤压、牵抖、旋髋等特殊手法治疗，同时内服自拟的壮腰活血汤：熟地黄、当归、川芎、白芍、杜仲、狗脊、骨碎补、鹿含草、威灵仙、桃仁、红花、木瓜、甘草等药加减治疗，1 日 1 剂，水煎服，后将药渣热敷病变部位。

（二）结果

1. 治疗标准：腰腿疼痛消失，活动功能正常，体征消失，恢复正常工作为治愈，腰腿疼痛解除，活动功能正常，仅有小腿外侧麻木，可恢复正常工作为显效；腰腿痛明显减轻，活动功能有所改善，需要进一步辅助治疗，尚能做轻微工作为有效；各种症状和体征均无缓解者为无效。

2.治疗结果：在本组 75 例中，痊愈 60 例，占 80%；显效 12 例，占 16%；有效 3 例，占 4%；总有效率 100%。随访 2 年以上复发 3 例，经再次综合治疗痊愈，复发率为 5%。

（三）讨论

腰椎间盘突出的主要变化是突出物对硬膜囊和神经根的压迫和刺激，导致一系列临床特有的体征，由于突出物的程度、部位和周围炎症组织反应不同，各人的症状体征也不一致。关于腰椎间盘突出症引起腰痛及坐骨神经痛的实质，陆一农氏认为，包含以下诸方面：（1）髓核突出压迫刺激神经根；（2）椎间盘性疼痛，由于退变之椎间盘内压力升高刺激支配后韧带与后部纤维环的窦椎神经而引起腰痛及反射性肌紧张；（3）腰椎间小关节性疼痛，由于小关节结构紊乱或其周围组织张力增高刺激腰神经关节支感觉神经末梢而引起腰痛及下肢牵涉痛；（4）腰臀部肌筋膜性疼痛。

过邦辅等亦有关于手术后继发椎管狭窄而出现坐骨神经痛的报道。由于手术治疗腰椎间盘突出症出现的并发症较多，因而手术治疗必须加以严格控制与选择。通过加垫牵引，手法按摩，辅以中药内服药渣外敷等治疗腰椎间盘突出症后，可以达到以下目的：（1）手法可使腰部及下肢肌肉韧带松弛，炎症吸收，水肿消失，镇痛。（2）加垫牵引可迫使突出物复原，缩小或向周围松散。（3）旋转推扳、颤压、牵抖等手法可使受累间隙的椎间关节产生在解剖生理范围内的旋转活动，使纤维环和后纵韧带发生扭转和牵拉作用，在旋转过程中对突出的髓核产生周边压力，使突出组织不纳或缩小，神经根粘连松解，关节紊乱得到矫正。（4）中药治疗可使受损的纤维环修复，解痉镇痛，并能改善局部血液循环，营养受损的组织，使组织水肿消失，快速恢复正常。

综上所述，加垫牵引，按摩矫正等手法，可使突出髓核复位或缩小，改善了对神经及其周围组织的刺激和卡压，恢复了椎间小关节的平衡。中药可使腰部及下肢肌肉痉挛解除，局部血运改善，使受损组织炎症吸收，水肿消失，组织修复，故而综合治疗在治疗腰椎间盘突出症上取得了良好的效果，从而达到了缩短疗程和提高疗效之目的。

（宁夏银川市中医医院　焦天才）

综合治疗颈椎病 125 例

自 1988 年 6 月至 1994 年 6 月间，采用综合方法治疗颈椎病 125 例，收到了较好的效果，现报告如下。

（一）资料和方法

1. 一般资料

本组 125 例中男 52 例，女 73 例；年龄最小 32 岁，最大 76 岁，平均 56 岁；病程最短 1 月，最长 6 年。根据颈椎病诊断标准，神经根型 92 例，椎动脉型 25 例，混合型 5 例，脊髓型 3 例，全部病历均有明显的临床症状、体征并经 X 线片或 CT 证实。

2. 治疗方法

（1）牵引：患者取坐位，低头 15° ~ 25° 夹角，佩戴枕颌牵引带，牵引重量首次 5 kg，以后根据患者牵引次数或适应情况逐渐加大重量，最重不超过 15 kg。牵引时间每次 20 min，1 日 1 次。

（2）手法治疗。平推三线法：患者取坐位，医者站于患者背后，先以食、中、环 3 指腹着力，由下而上沿直线平推颈部 3 条线。其中 3 条线分别为督脉由大椎至风府，椎旁左右各一条定喘至风池。旋转复位法：体位同上，以右转为例，用右肘窝放在患者颌下，左手托住枕部，轻提并且做颈部旋转运动 2~3 次。目的在于使患者颈部肌肉放松，然后上提牵引颈部，并使其屈曲 10°。牵引的同时将患者头颈右旋有固定感时，右肘部再稍加用力右旋肘部，此时即可听到弹响声。做完右侧后，用同样手法向左侧旋转 1 次。本手法运用时要稳、准、柔和，不可粗暴，旋转适度，不宜过大，年老体弱者可仰卧位旋转。端提摇晃法：用于不适合做旋转复位法的患者，体位同上，医者双手虎口分开，拇指顶住枕部或风池穴，其余四指托住下颌部，双手向上端提，同时手腕立起，使前臂用力下压患者肩部，端提颈部双手腕做回旋运动6~7次，在持续端提下做颈部前屈后伸动作各1次，将患者头部在屈曲时旋转至左侧。以左侧为例，用右手扶住颌下，将左手抽出，同时用医者右腕部顶住患者头部，在持续牵引下，用左手拇指指腹沿左侧颈肌走向，自上而下捻揉至肩部，同时右手搬动颌下，向右侧旋转颈部，用相同手法对侧再做1次。此手法较稳妥、安全、不易引起不适症状。

（3）中药。以自拟益气舒筋汤：黄芪、白芍、丹参、骨碎补、威灵仙、葛根、木瓜、鸡血藤、羌活、红花、甘草等药加减，每2日1剂，水煎服，后将药渣加适量醋热敷颈项部。

（4）功能锻炼：以与项争力，往后观瞧为主，1日早晚各练1次，约20 min。

（二）结果

疗效评定标准。痊愈：临床症状消失，能坚持原工作，2年内无复发。好转：临床症状基本消失，能坚持原工作，每当劳累或气候变化症状有反应，经休息症状消失，2年内有复发者。无效：治疗3个疗程以上症状有所改善，但经常反复者。治疗以15天为1个疗程，本组125例，治疗1~3个疗程痊愈95例，占76%；好转25例。占20%；无效5例，占4%。总有效率为96%。

（三）典型病例

患者，男，59岁，1989年9月20日晨突感头晕，颈肩部疼痛，前臂麻木，颈部僵硬，颈部转侧上症加重，步态不稳，欲倒之状。曾在某院神经科治疗，其效果不显，后到银川市中医医院诊治。经门诊X线片检查，以混合型颈椎病收住病房。入院检查，血压 14/8kPa，压顶实验阳性，臂丛牵拉试验阳性，左颈椎旁有条索状结节压痛，X 线片显示 C4~5 椎间孔变小。舌淡红、苔薄、脉弦细。当即给予牵引手法治疗，头晕明显缓解，内服自拟益气舒筋汤加鹿角霜 12 g，治疗 2 个疗程痊愈出院，随访 5 年无复发。

（四）讨论

用多种方法结合起来，内外兼治，药物与手法并用治疗颈椎病，可提高疗效，缩短疗程，减少复发率。（1）牵引可以解除颈部肌肉痉挛，增大椎间隙及椎间孔，使神经根受压得到缓解。（2）牵引后用不同手法，可使突出的椎间盘还纳和神经根位移，受压解除，松解神经根及椎动脉的压迫。颈椎小关节紊乱得到矫正，使处于应激状态下的颈椎关节恢复正常的内外平衡，同时有利于解除颈项部肌肉痉挛，促进局部血液循环，消除组织水肿，增强椎间盘椎动脉、神经根的营养，从而缓解和消除本病的症状。（3）药物内外并用，具有调整全身气血，祛风湿，舒筋活络，活血养血，补肝益肾，再将药渣加醋热敷，药物离子直接投入到病变部位，使药物在病变处集中较高的浓度，在药物离子作用内外感受器（皮肤、内脏节段反射和普通反射）产生局部和全身的治疗作用，同时节约了资源。（4）功能锻炼，可疏通经络，调整气血，增进血液流畅，改善大脑血液供应，增强局部肌力，防止关节囊挛缩，解除残余症状。动则生阳，静则生阴，动静结合，阴阳相济，百病不生，持之以恒，可使治愈了的病变部位加强了平衡，间接代偿颈椎内平衡，将成为降低复发率的主要因素。

通过上述多种治疗方法综合运用，互相协同，标本兼顾，增强体魄，健骨强髓，收到了良好的治疗效果。

（宁夏银川市中医医院　焦天才　秦　玲）

骶管注药加手法治疗腰椎间盘突出症
术后腰腿痛综合征

对腰椎间盘突出症手术治疗后又出现腰部酸困痛，患肢肢胀或放射痛，下肢麻木无力，跛行活动等一系列症候称为术后腰腿痛综合征，采用椎管注药结合手法推拿治疗 10 例，收到满意效果，现介绍如下。

（一）临床资料

10 例患者均经 CT 核磁共振或腰椎管造影诊断为腰椎间盘突出症，在其他医院手术治疗过的病人，其中男 6 例，女 4 例，年龄 27~66 岁，突出间隙 L4~5 4 例，L5~S1 2 例，L4~5，L5~S1 双间隙同时突出 5 例，接受本法治疗时间隙最短的术后 1 个月，最长 4 年。主要症状仍有患肢胀痛，麻木无力，腰部酸困，跛行活动，腰不能站直，甚则昼夜疼痛，夜不能寐，不能下床活动等。

（二）治疗方法

1、骶管注药

（1）药物：生理盐水 30ml，地塞米松 5 mg，vitB12 500 mg 丹参注射液 4 ml，透明质酸酶 1500 U，2% 利多卡因 5 ml 注射液。

（2）操作步骤：患者取俯卧位，盆骨下垫一高枕，双腿分开，在骶骨下段表面触摸骶裂孔之凹陷，以龙胆紫为标注注射针头自己标点，沿骶骨纵轴方向穿刺进针，根据病人胖瘦情况，可进入针头的 3/4~4/5，约 3.5 cm，回抽无血及脑脊液，推注轻松无阻力感，则证实进针成功，无特殊反应，即准备做手法推拿。

2、手法推拿

（1）理筋手法，病人俯卧位，医者站于其旁，分别用按摩推拿揉捏擦等手法，沿督脉和膀胱经从上至下分别按摩 3~5 遍。

（2）颤压法：患者俯卧位用两枕头分别垫于胸部与骨盆前方，医者双手叠加按压在腰后病变处，由轻到重反复弹压 5~10 次，以解除患者腰部小关节紊乱或椎体位移，然后点按腰部及腿部主要穴位即可。

（3）拔腿压腰法：术者一首推按患者腰部，另一手托起双腿向后，同时逆时针或者顺时针边拔伸边摇摆下腰部，以解除残余局部神经根粘连。

（4）抬腿法：分别作两下肢直腿抬高可达极限高度，术者以一臂维持，另一手做踝背伸按压 3 次，以牵拉神经根解除神经根粘连。一般每周 1 次，每次治毕让患者卧床休息。

（三）治疗结果

疗效标准：优：症状完全消失，恢复原来工作；良：症状和体征基本消失，直腿抬高 ≥ 70%；可：症状和体征有减轻，能从事轻工作；差：症状和体征无改善。

（四）讨论

骶管注加手法推拿治疗，是解决腰椎间盘突出症术后复发腰腿痛综合征的一种好方法。药液进入硬膜外腔后，自上而下产生一种液压，对粘连的神经根进行钝性分离。低浓度利多卡因改善局部组织的血液循环，促进神经与周围组织水肿消退，利用激素进入粘连组织和神经周围，充分发挥激素作用，抑制和防治纤维细胞结缔组织的增生，减轻神经根与周围组织的粘连，透明质酸酶可松解粘连，促进药物吸收，丹参注射液具有活血养血，化瘀通络，止痛的作用，维生素 B_{12}、维生素 B_1 直接作用于神经根，调节营养神经，维持神经组织的正常生理功能，手法推拿具有活血化瘀消瘀止痛舒筋活络，松解粘连软化瘢痕，矫正残余移位，重新建立腰椎 3 点持重的生物力学结构，以达到腰椎新的内外平衡。在药物的作用下，缓解了腰肌的紧张和痉挛，有利于手法的进行，在不同的手法按摩作用下，能使椎间盘术后造成的脊柱内外平衡失稳，患椎间的移位或附近各小关节紊乱得到在生理范围内的矫正或拨正，也可能使椎间孔和神经根的相对位置发生改变，使受压神经根得到缓解，减轻了腱鞘囊的形变和张力，使手术造成的纤维细胞和结缔组织增生引起的瘢痕得到软化，从而松解了神经根的粘连，解除了神经根的卡压或刺激。同时增加被受压神经根的营养，维持神经组织的正常生理功能，彻底治愈术后腰腿痛综合征。

采用本法治疗应注意：（1）要严格无菌操作。（2）推注药物不可过快，个别患者出现一过性恶心，头晕等症状可暂停注射，一般不需要特殊处理。（3）手法操作重等情况来掌握用力的大小或变换手法。（4）治疗前应该排除肿瘤，结核，化脓性感染等疾病的存在。

（宁夏银川市中医医院　焦天才）

熨痛散治疗骨性膝盖关节病 120 例

笔者自 1987~1996 年用自拟熨痛散治疗骨性膝关节病 120 例，疗效满意，现介绍如下。

（一）临床资料

120 例均在门诊治疗，其中男 48 例，女 72 例：40~50 岁 20 例，50~59 岁 56 例，60~70 岁 44 例，病程 3 月至 22 年。有些患者关节肿胀，畸形，少数患者有交锁症状或轻度关节积液，磨髌实验，压髌等实验阳性，膝关节屈伸功能受限，但无全身影响。

（二）治疗方法

熨痛散组成：羌活、透骨草、独活、威灵仙、白芷、木瓜、川乌、草乌、川椒、乳香、没药、红花、栀子、尤黄、半夏、胆南星、当归、鸡血藤、苏木、大戟、乌梅、川续断、骨碎补等 20 多味药，上药公卫粗磨，每以 300 g 装入布袋内缝妥，每次用药 2 袋，上面洒上适量白酒和陈醋，上锅蒸热后轮换敷在患膝处，每次治疗 1 h，1 日 2 次，用毕后将药袋挂在通风阴凉处，次日用时再在药袋上洒上少许白酒和陈醋，每袋药用 4~5 天，45 天为 1 个疗程，同时内服该片或者骨头汤以辅助治疗。但需要注意：（1）掌握熨敷时的温度，以免烫伤皮肤；（2）急性炎症或者皮肤溃破者禁用，皮肤易过敏者慎用；（3）该熨痛散制作外用药，切忌内服。

（三）治疗结果

本组 120 例中，经过治疗 2 个疗程后，评比效果：优，膝关节疼痛及自觉症状消失，关节功能活动正常，髌骨压痛及研磨试验消失，X 线片检查有明显改善者 72 例；良：膝关节疼痛及压痛消失，磨髌实验消失，X 线片改善不明显 44 例；好转：膝关节疼痛减轻，但上下楼梯膝酸痛，髌骨压痛及研磨试验存在，X 线片检查无变化 4 例。总优良率 96.7%。随访 2 年复发 6 例，随访 3 年复发 8 例。均经再次治疗痊愈。

（宁夏银川市中医医院　焦天才　秦　玲）

脊柱旋转法治疗急性腰扭伤113例

急性腰扭伤俗称闪腰，岔气，是腰部肌肉、筋膜、韧带、椎间小关节、腰骶关节的急性损伤，多系突然遭受间接外力所致，中国古代文献称为瘀血腰痛，笔者近5年应用脊柱旋转法治疗急性腰扭伤113例疗效满意，现报告如下。

（一）资料与方法

1. 一般资料

113例患者中男61例，女52例，年龄最大68岁，最小17岁。病程最短3 h，最长2周。

2. 依据诊断

（1）扭伤史；（2）扭伤腰部立即出现剧痛活动受限，要不不能挺直，前屈，后伸，侧屈，旋转，咳嗽腹部用力疼痛加重；（3）外伤局部有不同程度的肌痉挛或生理曲度的改变；（4）腰部僵硬，病人常以手撑腰，腰部活动明显受限。

3. 治疗方法

（1）治则：舒筋通络，活血止痛。

（2）手法步骤：患者先取俯卧位，嘱患者全身放松，自然呼吸。用滚法操作，往返3~4次。用一指禅推法按揉腰阳关、肾腧、委中、承山承筋等穴位。每穴30秒。后患者取坐位，术者鲤鱼患者背后，双手通过患者腋下缓抱，做左右摇摆动作，先慢后快在一瞬间用力上提，能闻"咔哒"一声，此时患者顿感腰部疏松并能前后屈伸动作。

4.疗效标准

参照国家中医药管理局发布的《中医疾病诊断疗效标准》。治愈：腰部疼痛消失，脊柱活动正常。好转：腰部疼痛减轻，脊柱活动基本正常。未愈：症状无改善。

（二）结果

113例急性腰扭伤分别治疗1~6次治愈87例，占78%，好转24例，占21.3%；未愈2例，占1.7%。总有效率98.3%。

讨论急性腰扭伤，新伤易治，日久失治，或者治疗不当转为慢性或复感风寒湿之邪而兼痹痛者，则较难治疗。故急性腰扭伤后的早期治疗是愈后的关键因素。从致伤因素，林春公正合租昂，体征来分析，急性腰扭伤主要是腰部肌肉和脊柱正常力学失衡。因腰部正常活动时使骶棘肌、髂腰肌、俯内外斜肌、横突间肌功能协调。一旦这些肌肉功能失衡，易造成肌肉扭伤，棘上韧带，肌腱韧带，横突上韧带以上诸肌附着点拉伤，治疗时宜以早期手法治疗，手法应柔和，循序渐进。

（宁夏银川市中医医院　刘　鹏　吴清安）

焦天才名老中医关于诊治腰椎间盘突出症的经验

腰椎间盘突出症是在腰椎间盘退变的基础上，由于外伤、劳损、感受风寒之邪，纤维环破裂，髓核位置改变，刺激或压迫周围神经等组织引起的以腰腿痛为主的一种病变。《诸病源候论》云"役用伤肾，是以腰痛"，中医认为此病属"痹证"范畴。

宁夏医科大学附属银川市中医医院骨伤科主任医师焦天才，是全国第五批"老中医药专家学术经验继承工作指导老师"，宁夏第一、二批名老中医药学术经验指导老师。从事中医骨伤科临床工作 30 余年。焦主任通过几十年对腰椎间盘突出症的临床诊治，总结了自己的一套诊治方法，该方法特色鲜明，远期疗效肯定，现总结整理如下。

（一）中西互参，辨清标本

骨科讲究视触动量，触诊在中医骨伤科的诊断中尤为重要，通过仔细的触摸，了解脊柱的形态，关节、骨骼的结构，明确病因。再经过影像学的进一步确定，验证诊断，进而制定诊疗方案。焦主任临证以手摸心领神会为主，并借助现代影像学检查，明确病因，分清标本。对于所有具有下肢症状的就诊者，他均会亲自检查腰椎的曲度、腰部肌肉僵硬情况等。触摸足部皮温，检查血运。焦主任强调作为中医骨伤科大夫，不能过分依赖影像学检查，要做到手摸心会，法从手出。但也要充分地利用现代影像学检查结果，去印证自己的判断，并对患者骨质情况进行评估，以确定适合的治疗方案。防止漏诊，误诊。观片时，焦主任注重观察腰椎的力线，有无曲度减小，反弓，旋转，侧弯，尤其对骨盆是否倾斜非常重视，并根据临床查体，以确定治疗的部位。比如临床很多膝痛患者，焦主任都会积极检查、治疗腰椎。他常说，膝关节的提前退化，是因为腰椎的力线改变引起。本在腰部，标在膝部。凡此种种，治疗中，切不可头疼医头，脚疼医脚。

（二）整体辨证，分期论治

腰椎间盘突出症患者临床就诊时主述各种各样，同样是腰椎病变，产生的症状却不相同。有些病人甚至以足趾疼痛，跟痛，膝痛就诊，临床如果不辨病，单纯在痛点施治，不整体考虑，就会贻误治疗，拖延病情。如果再没有统一的诊治标准，哪里疼痛就检查，治疗那里，更会影响疗效，增加费用。《灵枢·经脉》"脊痛，腰似折，髀不可以曲，腘如结，踹如裂"。焦主任认为由于病人的个体差异和疾病的发展变化，一种疾病在临床上的表现往往呈多样性，因此必须在辨病的基础上结合病人的具体情况，进一步分期论治。

腰椎间盘是整个腰椎负重功能中最为关键的部分，可以减缓腰椎的冲击并吸收震荡，将承受的压力向各方向分散，所以容易发生损耗，最先发生退变，进而影响腰椎的稳定性。焦主任认为腰椎间盘突出症发病的根本原因是腰椎的力线平衡改变，导致腰椎动力、静力相对平衡打破，所以治疗的根本就是恢复腰椎正常生物力学平衡。以此为根据，焦主任将腰椎间盘突出症按照腰椎的退变程度分为3个期，早期轻度退变期，中期失稳期，后期畸形稳定期。

早期以肌肉软组织退化为重点，出现腰痛，活动受限，下肢症状多较轻，影像学表现椎间盘脱水改变不显著，此期经积极治疗，预后多良好。中期以腰椎出现不稳定，腰及下肢症状反复迁延，下肢出现麻木，无力症状，影像学表现腰椎侧弯，滑脱，椎间隙塌陷，狭窄。此期临床最为常见，也是治疗的难点、重点。后期出现侧弯，后弓畸形，活动度明显较小，相邻髋关节、膝关节出现症状，相反腰部症状消失，下肢以酸麻、无力为主。影像学表现腰椎增生明显，形成骨桥，椎体融合，伴发椎管狭窄。

对于三期的治疗重点不同，早期以松解肌肉，改善腰椎曲度为主。中期以增加椎体相对稳定性为主，需要较多治疗互相配合，此期重视功能锻炼。后期以局部治疗为主，不建议大范围松解，只对可能引起症状的局部病因进行纠正。

（三）重视外治，医患配合

《内经》曰："病生于不仁，治之以按摩醪药，痿厥寒热，其治宜导引按蹻。"焦主任对于腰椎间盘突出症的治疗推崇以外治为主，常用手法推拿、针刀治疗，中药定向透入，腰椎牵引，佩戴腰围，卧床休息，功能锻炼等。从腰椎间盘突出症的临床症状归类，它属于督脉和足太阳膀胱经，两经气血运行失调所致。运用手法：针刀治疗，可使此处经络气血得以舒通，则骨正筋柔，其痛自止。通过综合治疗恢复腰椎的正常生理曲度，纠正腰椎生物力学平衡紊乱，恢复腰椎力线的相对平衡状态，进而缓解神经根的刺激，使椎间盘内压力降低，促使髓核还纳及纤维环的修复。焦主任提倡早期通过弹压、侧扳、踩跷等手法恢复腰椎正常生理曲度，纠正腰椎间盘髓核后突趋势，使之与神经根的关系改变，进而减轻压迫，缓解症状。他常教导，对于此病的早期应积极治疗，切不可单纯以改善症状为目的。对于后期患者，焦主任推荐针刀松解胸腰段脊上韧带及椎旁小关节。他认为后期患者多年龄较大，基础病变多，针刀治疗可以用最小创伤，产生最大疗效，且治疗针对性强，可明显缩短疗程。在临床治疗的同时，焦主任对每位就诊患者强调生活、工作不良习惯的纠正。叮嘱发病期不可坐、卧沙发，日常不睡软床，减少弯腰、负重，坚持腰部功能锻炼。焦主任常推荐进行拱桥功能锻炼，他认为此锻炼安全，有效，易于掌握。在临床同时运用2种以上的疗法进行综合治疗后，80%的患者可以获得康复，通过长时间随访发现复发率明显低于一般保守治疗。

（宁夏医科大学附属银川市中医医院　谢　彬）

焦主任手法治疗腰椎间盘突出症120例经验交流

腰椎间盘突出症是指腰椎间盘纤维环破裂后，髓核突出压迫神经所产生的腰痛、或腰腿痛等症状的一种病症。常见病因：内因：椎间盘退行性变；椎间盘发育缺陷；后纵韧带在下腰段宽度只有原来一半，而腰骶部是承受动静力最大的部分。外因：劳累、感受风寒、外伤。

一般资料：收集焦天才自2014年3月至2015年3月1年间治疗腰椎间盘突出症患者120人。其中男性患者82人，女性患者38人；年龄18~62岁，发病21~55岁患者为113人。发病时间1天至5年。

（一）解剖结构

1.腰椎间盘由上下终板、纤维环、髓核构成。其中纤维环坚韧而有弹性，防止髓核向外突出。髓核是一种富有弹性的胶状物质，受压力则有向外膨出的趋势。椎间盘有连接椎体；承受压力；吸收震荡，减缓冲击以保护脑的作用。

2.常见椎体间韧带

（1）前纵韧带：位于椎体的前面，有防止脊柱过伸和椎间盘向前脱出的作用；

（2）后纵韧带：有限制脊柱过分前屈和防止椎间盘向后脱出的作用。

（3）黄韧带：连结相邻椎弓后部，协助围成椎管，有限制脊柱过分前屈的作用；（4）棘上韧带：连结胸、腰、骶椎各棘突，限制脊柱过屈。

3.常见椎体间关节

（1）关节突关节：由相邻椎骨的上、下关节突构成，可作微量运动。

（2）腰骶关节：由第5腰椎的下关节突与骶骨上关节突构成。

（二）诊断方法

1.临床表现

（1）腰痛、下肢放射痛、腰部活动障碍。

（2）脊柱侧弯：突出位于神经根的腋部，凸向健侧，突出位于神经根的上方，则凸向患侧。

（3）主观麻木感：麻木局限于小腿后外侧、足背、足跟或足掌。中央型可发生鞍区麻痹。

2.体格检查

腰椎姿势：侧弯、平坦、后弓。压痛点：L4、L5、S1棘突旁，坐骨神经通路。直腿抬高试验及加强试验阳性。仰卧挺腹试验阳性。下肢肌力改变。腱反射及皮肤感觉改变。

3.影像学检查

（1）X线检查：正位片可见腰椎侧弯、旋转。侧位片可见腰椎曲度减小、消失、反弓，椎间隙变窄。

（2）CT扫描：明确突出节段，突出物大小。

（3）MRI：可明确突出物性质及压迫程度。影像学分型：膨隆型、突出型、游离脱垂型、经骨突出型

3.鉴别诊断

（1）腰椎或骶髂关节结核：腰部怕震动，叩击有剧痛，低热，ESR增高。

（2）脊髓马尾肿瘤：慢性进行性发病，静息痛。

（3）腰椎压缩性骨折：外伤史，X线可确诊。

（三）手法治疗

1. 手法治疗的渊源

《医宗金鉴》系统总结出了正骨八法，其中对类似腰及坐骨神经痛的治疗手法，十分相似当前有人使用的过度背伸法，并强调"脊骨正则疾患除"。手法是中医的重要组成部分，属中医的外治法，在我国有数千年的历史，广为流行，疗效显著。在保守疗法中，手法具有重要价值，有着简便、无需特别设备、能重复施行和疗效较为迅速等优点，深受患者欢迎，掌握得当，安全可靠。

2. 手法治疗原理

（1）降低椎间盘内压力，增加盘外压力，促使突出物回纳。（2）改变突出物的位置，松解粘连，解除或减轻对神经根的压迫。（3）加强局部气血循环，促使受损伤的神经根恢复正常功能。

3. 手法治疗作用

（1）解除腰臀部肌肉痉挛。（2）拉宽椎间隙，降低盘内压力。（牵引手法）（3）增加椎间盘外压力。（振法、双下肢后伸扳法）（4）调整后关节、松解粘连。（腰部斜扳法或旋转复位手法、强迫直腿抬高）（5）促使受损伤的神经根恢复功能。

4. 手法治疗分类

（1）松解手法：本症多有腰、臀部肌肉的紧张、痉挛现象。故此，焦主任首先要在腰、臀部紧张处施以轻柔、和缓的滚法、揉法、按法等5 min左右，以便松解紧张、痉挛的软组织；对腰4~5和腰5骶1间盘突出者，手法的重点部位应在腰椎3平面以下进行；对于腰3~4间盘突出者，其肌紧张区域一般集中在腰椎3以上的背下部、腰上部，故此，其手法的重点在腰椎4平面以上。总之，松解手法应当根据患者病痛区和肌紧张区的不同，施以针对性强的手法和目的明确地选择手法。

（2）整复手法：应当在患者能够放松的基础上采用。一般的情况下，焦主任以腰椎定位斜扳法为主要整复手法。亦常根据病情的不同和操作者的习惯，选用其他的腰椎整复手法。但应注意，整复手法应该在患者能够接受的情况下进行，对于处在疼痛较甚的急性水肿期患者，在应用整复手法时应慎重，若整复手法难以成功，则应在短期内停止使用，待患者疼痛缓解后再行施术。

5.常用整复类手法

（1）拔伸类之牵抖手法：患者取仰卧位或俯卧位，术者在助手的配合下牵引双下肢同时抖动摇摆。

（2）屈伸类手法：单（双）腿后伸按腰法：患者取俯卧位，术者用力抬起患侧（或双侧）下肢，使腰曲加深，同时按压腰椎。

（3）侧屈手法：患者侧卧于床上，患肢在下，腰以下躯干探出床头外，下肢固定于床上，在术者辅佐下使躯干探出床头外，下肢固定于床上，在术者辅佐下使躯干向下方运动以矫正腰椎向健侧的侧弯。

（4）旋转类手法：坐位定点旋转复位法：患者取坐位，腰前屈，助手固定其一侧大腿或患者跨骑于特制治疗椅上。术者立于患者身后，一手助其旋腰，一手拇指按一定方向顶推受累椎节棘突或横突。施术时可感觉到受累椎关节的错动且常伴有响声。侧卧位斜扳法：患者取侧卧位，术者用两肘附着于患者一侧髋和肩部，反向用力，使躯干以腰3、4、5为中心旋转。

（四）治疗结果

临床治愈87人，占72.5%；显效12人，占10%；有效17人，占14%；无效4人，占3%；总有效率97%。

（五）讨论

重视整体观念：认识人体自身的统一性、完整性及其与自然界的相互关系。

人体是一个有机的整体，构成人体的各个组成部分之间，在结构上不可分割，在功能上相互协调、相互补充，在病理上相互牵扯、相互影响。这种机体自身整体性和内外环境统一性的思想即是整体观念。它在焦主任手法治疗腰椎间盘突出症中起到了关键指导作用。

腰椎生理曲度的重要性：凡腰椎间盘突出者，其腰椎生理前凸多减小或消失并伴侧弯。腰椎间盘等组织承受的歪斜向后压力和旋转挤推力也加大，腰部活动时症状则越重，形成恶性循环。在手法治疗时应对腰椎曲度的改变，施以弹压、踩跷手法进行纠正，顺应性地将病变处及周围的腰方肌、竖脊肌和多裂肌等软组织松解。这样既能使腰椎两侧软组织牵拉性张力重新恢复到平衡状态，为有效地治疗椎间盘突出、矫正脊柱侧凸和旋转创造了条件；也能建立稳固的维护腰椎正常曲度和角度的自我保护效应。使康复后正常生活、工作成为可能。

（六）注意事项

卧硬板床、腰部保暖。佩带腰围。中央型腰椎间盘突出症不宜推拿治疗。

（宁夏医科大学附属银川市中医医院　谢　彬）

参考文献：

［1］吴谦等.医宗金鉴［M］.北京：人民卫生出版社，1973

［2］王国才.推拿手法学［M］.北京：中国中医药出版社，2003

［3］施杞，王和鸣.骨伤科学［M］.北京：人民卫生出版社，2001

［4］韦以宗.中国整脊学［M］.北京：人民卫生出版社，2006

手法联合中药定向透入治疗颈性眩晕临床研究

用观察手法联合中药定向透入治疗颈性眩晕患者的临床疗效。方法：将 166 例颈性眩晕患者作为研究对象，随机分为观察组和对照组各 83 例，观察组患者采用手法治疗配合中药定向透入联合治疗，对照组患者单纯采用中药定向透入治疗，比较两组患者的治疗效果。结果：经过治疗，观察组患者总有效率 91.6%，明显高于对照组的 63.9%，差异具有统计学意义（P<0.05）。结论：临床采用手法治疗配合中药定向透入治疗颈性眩晕效果显著，操作方便，值得临床推广应用。

颈性眩晕为颈椎退行性变化引起椎动脉受压，而产生脑组织缺血，引起头晕、头痛等一系列的症状。中医学将其归为"眩晕"范畴，发病多从痰、瘀、虚为病机。该病发病突然，常迁延不愈，严重影响患者的生活质量。常规治疗可减轻症状，但整体疗效不佳，配合手法治疗效果良好。选取 2014 年 1 月至 2015 年 12 月收治的 166 例颈性眩晕患者作为研究对象，分别采用手法联合中药定向透入治疗和单纯中药定向透入治疗，观察比较两组患者的临床效果，现具体报道如下。

（一）资料与方法

1. 一般资料收集自 2014 年 1 月至 2015 年 12 月间治疗颈性眩晕患者 166 例，随机分为观察组和对照组各 83 例。实验组患者中，其中男性患者 23 人，女性患者 60 人；年龄 21~72 岁平均年龄（45±2.1）岁；病程 1 周至 5 年，平均病程（0.2±0.01）年。对照组患者中，其中男性患者 21 人，女性患者 62 人；年龄 19~70 岁平均年龄（46±1.9）岁；病程 1 周至 4 年，平均病程（0.24±0.02）年。两组患者的一般资料比较差异无统计学意义（P>0.05），具有可比性。

2. 诊断方法

（1）患者多主诉颈部活动下出现眩晕、头痛。（2）体征可见颈部曲度减小、消失，肌肉僵硬，活动受限，标志性体征可触及 C2 棘突偏歪，伴压痛[1]。（3）颈椎正侧位片及张口位片检查可见颈椎曲度减小，钩椎关节增生。寰枢椎关节位置失常。必要时可行经颅多普勒、头颅 CT 扫描、内耳检查等以明确诊断。

3. 鉴别诊断

（1）脑性眩晕：脑血管性眩晕是指脑血管病变引起的前庭系统供血不足导致前庭系统功能障碍而产生的眩晕。

（2）耳性眩晕：又称美尼尔氏病，是以反复发作眩晕，伴有耳鸣、耳闷感及波动性听力下降为主诉，以膜迷路积水为病理特征的一种内耳病。

4. 方法

（1）对照组患者单纯采用颈部中药定向透入治疗；根据颈部查体确定针刺药透部位，先以毫针取督脉、颈夹脊穴半刺、再采用科室自制药透贴（血竭、透骨草、威灵仙、白芷、穿山甲、红花、延胡索等药）贴敷其上，加定向药透雾化罐行药透治疗，1 日 1 次，每次 60 min。上述方法持续治疗 1 个疗程（14 日）。

（2）观察组患者在颈部中药定向透入治疗的基础上联合使用手法治疗，颈部中药定向透入治疗方法同对照组。手法操作：患者端坐位，全身放松，术者站于其后，视患者棘突偏向哪一侧而决定操作方法，例如棘突偏向左侧，术者用右手拇指扶按棘突之左旁，控制患者将头微向前屈，使前上颈椎处的皮肤有拉紧感为度，再俯身用胸部压住患者头部，使其保持于此角度。术者左手屈肘，用肘弯勾托患者下颌部，用前臂及手抱住患者头面部，即将患者头部用胸部、肘弯、前臂及手抱挟，以便协调控制头部，使之在保持一定前屈角度下作旋转活动。嘱患者身体不动，头颈放松，并随术者之带动而转向左侧，当转至最大限度时，术者再用一巧劲，使患者头部继续向左超限转动，同时用右手拇指向对侧推拨棘突，即可感到颈椎被推动和发出的响声，再将头颈部复回中立位，检查复位效果，若复位不完全，可再用手法纠正复位，若已复位，则顺作颈部按摩，放松软组织，使其恢复。棘突向右偏时，操作方法同上，唯方向相反[1]。手法治疗为隔日1次。上述方法持续治疗1个疗程（14天）。

5. 疗效评定标准[2]

痊愈眩晕及其他伴随症状消失。

显效眩晕程度和发作频率减少 >60%，其他伴随症状明显好转。

有效眩晕程度和发作频率减少 <60%，其他伴随症状明显好转。

无效治疗后症状无变化或恶化。

6. 统计学方法

数据采取 SPSS18.0 软件进行统计学处理，计数资料以百分率（%）表示，采取 X_2 检验。P<0.05 表示差异具有统计学意义。

（二）结果

经治疗，观察组患者治疗总有效率为 91.6%（76/83），明显高于对照组的 63.9%（53/83），差异具有统计学意义（P<0.05）。见表1。

表1　两组患者临床疗效比较 [n（%）]

组别	例数（n）	治愈	有效	无效	总有效率（%）
观察组	83	41（49.4）	35（42.1）	7（8.4）	91.6
对照组	83	32（38.6）	21（25.3）	30（36.1）	63.9
P<0.05					

（三）讨论

多数医者认为颈性眩晕多是由于椎间孔狭窄压迫椎动脉引起。通过临床大量病例诊治发现，大部分颈性眩晕患者颈椎张口位片伴有寰枢椎关节紊乱，经过治疗纠正寰枢椎关节，患者眩晕症状即可消失。上位颈椎病变是引起颈性眩晕的主要因素，而且在临床上所占比例越来越大[3]。寰枢椎关节是颈部活动范围最大的关节，椎动脉从第二椎横突孔穿出，向后绕过寰椎侧块，经枕骨大孔入颅内。由于寰枢椎位置发生改变，使椎动脉牵拉、扭曲、压迫，造成供血不足，当头颈部活动时超过其代偿限度，即可突然发病[1]。根据上述理论，颈部中药定向透入、手法复位均是以纠正寰枢椎关节为目的。其中中药定向透入针刺部位以双侧风池穴、风府穴、双侧天柱穴为主，这些穴位解剖结构为寰枕筋膜、头夹肌起点、肩胛提肌起点。它们都是引起寰枢椎关节紊乱的重要结构。手法治疗应在常规治疗的基础上进行，应注意手法力度，因人施宜。对于病程较长，局部粘连、增生明显者，不可强行施以扳法。可考虑在针刀松解配合治疗下进行。针刀治疗颈性眩晕重点在于环枕筋膜松解，寰枢椎紊乱常伴发环枕筋膜挛缩，此类患者单纯依靠手法复位不易成功，需行针刀松解后再行手法复位，可明显提高成功率。针刀需和进针部位骨平面垂直，刀口线和棘突线平行[4]。如此才可安全操作。总结：寰枢椎关节紊乱是颈性眩晕的主要原因；手法复位治疗可起到关键作用；颈部中药定向透入使颈部肌肉放松，可协助手法复位成功，巩固复位效果，补充手法治疗不足。临床采用手法治疗配合中药定向透入治疗颈性眩晕效果显著，两种方法协同作用，患者可在短时间内缓解症状，减少复发，该操作方便，值得临床推广应用。

（宁夏医科大学附属银川市中医医院　谢彬　刘鹏）

参考文献：

[1] 孙树春.中医药治疗颈痛[M].北京：人民卫生出版社，2002：254.255.257

[2] 孙传兴.临床疾病诊断治愈好转标准[S].北京：人民军医出版社，1998

[3] 马明，周卫.寰枢段因素致颈性眩晕的研究进展[J].中国骨伤，2004，17

　　（5）：314~316.

[4] 朱汉章.小针刀疗法[M].北京：中国中医药出版社，1992：138

焦主任治疗股骨头坏死经验总结

通过总结焦主任多年的临床经验，观察以"左归丸"加减方治疗股骨头坏死的疗效，探讨治疗股骨头坏死的思路和临床经验。方法是跟师学习，总结其经验。结果"左归丸"加减方治疗股骨头坏死临床疗效确切。结论股骨头坏死的病机关键为"肝肾亏虚，气滞血瘀"，肝肾亏虚为本，气滞血瘀为标，采用中医辨证，结合西医辨病，以补益肝肾，活血化瘀法治疗股骨头坏死，临床疗效显著。

名老中医焦主任是全国第五批"老中医药专家学术经验继承工作指导老师，宁夏医科大学附属银川市中医医院骨伤科主任医师，从事临床中医骨伤科研究治疗工作 30 余年，擅长用传统中医治疗各种骨伤科疾病如颈椎病、腰椎间盘突出症、退行性骨关节病等多种骨伤疑难病。尤其对股骨头坏死更有系统的中医治疗经验。笔者有幸作为焦主任中医学术思想继承人，跟师学艺多年，现将老师治疗股骨头缺血性坏死的经验总结如下。

（一）股骨头坏死的病因

病机股骨头无菌性坏死是骨科常见疾病之一，是指各种原因引起的股骨头的血液循环障碍，产生股骨头缺血坏死的一类疾病。临床上将股骨头坏死分为创伤性股骨头坏死和非创伤性股骨头坏死两大类，前者主要由股骨颈骨折、股骨头骨折、髋臼骨折及髋关节脱位等原因引起，后者主要由于皮质类固醇的应用及长期大量饮酒，痛风，高凝血症及减压病等引起，早中期股骨头无菌性坏死进一步发展将导致关节间隙丢失、继发性骨关节炎、塌陷等，引起患髋疼痛强直，一旦发生塌陷，预后较差，治疗也很棘手，因此，积极防治早中期股骨头无菌性坏死意义重大。

中医学认为本病属于"骨蚀""骨萎""骨痹"范畴，是由于先天肾气不足加之后天创伤劳损及感受外邪所致。《内经》有"肾气热，则腰脊痛不能举，骨枯而髓减，发为骨痿""因而强力，肾气乃伤，高骨乃坏"等与股骨头无菌性坏死症状相似的描述。《医宗金鉴》中"胯骨即髋骨也，若素受风寒湿气，再遇跌打损伤，瘀血凝结，肿硬筋翻，足不能直行，筋短者脚尖着地，骨错者，臀努斜行"即是对本病临床症状的较为详细的描述。[1] 焦主任认为本病的起因与肝肾的盛衰和气血的运行有关。因肾主骨生髓，肝主筋，肝肾亏虚，肾虚而不能主骨，髓失所养。肝虚不能藏血，营卫失调，气血不能温煦濡养筋骨，而致筋骨不利，则关节屈伸不利；气血不通，不通则痛，从而出现关节疼痛，骨失荣养，髓海空虚而骨质坏死。本病的发生以正虚为本，邪实为标，临床表现为本虚标实之证，其中肝肾亏虚是病变的根本，瘀血既是致病的因素，也是其病变过程中的病理产物。

（二）辨证施治，化裁古方，标本兼顾

对股骨头坏死的治疗，依据急则治其标，缓则治其本的原则，焦主任提出以补益肝肾，活血化瘀为主，消肿止痛为辅的治法。临床上喜用"左归丸"加减治疗股骨头坏死，旨在补益肝肾，益骨生髓，活血化瘀，以达到消除和改善临床症状，延缓股骨头坏死塌陷。方用：熟地黄 12 g，山茱萸 10 g，山药 15 g，茯苓 15 g，川芎 30 g，川牛膝 12 g，乳香 10 g，没药 10 g，土鳖虫 15 g，续断 15 g，骨碎补 10 g，红花 10 g，苏木 12 g，陈皮 10 g，菟丝子 12 g，补骨脂 10 g，三七粉 10 g（冲服），甘草 10 g。左归丸出自明代医家张介宾的《景岳全书》，左归丸由熟地黄、菟丝子、怀川牛膝、龟板胶、小茱萸、枸杞子、山药、鹿角

胶组成，有滋阴补肾的功效，主治肾精不足证。常见症状有腰酸腿软，遗精滑泻，自汗盗汗，口燥咽干，舌光少苔，脉细或数。肾藏精，精生髓，髓养骨，骨骼的生长、发育、修复等均依赖肾精气滋养和推动。肾生养精髓不足，则无以滋养骨髓。筋与骨相连，在股骨头坏死时也必然伤筋，筋伤内动于肝，肝血不足，则无以荣筋，筋失滋养，肝血肾精不足，影响股骨头的修复。[2] 所以，在补肾同时须养肝壮筋。以左归丸为基本方，配以续断、骨碎补、补骨脂等补肝肾，强筋骨，益精填髓；乳香、没药、川芎、土鳖虫、红花、苏木、三七粉以活血化瘀，行气止痛。诸药合用，共奏补益肝肾、活血化瘀之功，取得了良好的临床疗效。

（三）配合外治

除内服中药外，焦主任还采用自拟的骨科外用 I 号方蒸热外敷患处，以达到缓解疼痛的临床效果。方用：伸筋草 15 g，透骨草 15 g，桑寄生 15 g，补骨脂 15 g，乳香 15 g，没药 15 g，红花 15 g，当归 15 g，川牛膝 15 g，土鳖虫 10 g，续断片 10 g，15 g，桑枝 15 g，川草乌各 10 g，元胡 15 g，熟大黄 30 g。用法：将上述药物装入布袋中，蒸热后敷于患处，2 次／日，40 分钟／次。外治方中补骨脂、续断片、桑寄生、川牛膝等有补肝肾，强筋骨之作用；红花、乳香、没药、土鳖虫等药物活血化瘀，通络止痛；川草乌为关节疼痛麻木之要药；全方有促进血液循环，缓解疼痛等临床功效。同时要求患者患肢制动或卧床休息或用皮牵引等。

（四）病案举例

黄某某，男，40 岁，2014 年 4 月 20 日初诊，主诉：反复右髋部疼痛伴活动受限 6 个月余。病史：6 个月前无明显诱因下出现右髋部疼痛，多呈酸痛，伴重着感，大腿前侧皮肤麻木长时间步行后出现跛行，下蹲活动可，跷二郎腿受限，4字试验阳性。当时未予治疗。给药物（具体不详）治疗1个月，效果不明显，以后在当地门诊间断服用中西药治疗，右髋关节疼痛逐渐加重，需挂拐行走。纳差，眠可，二便正常。舌质暗红，苔少，脉弦细。既往长期饮酒史，X线片示：右股骨头缺血性坏死，可见新月征，关节间隙无改变。西医诊断：股骨头缺血性坏死；中医诊断：骨蚀；辨证属肝肾亏虚，气血瘀滞，以补益肝肾，活血化瘀为主。处方：熟地黄12 g，山茱萸10 g，山药15 g，茯苓15 g，川芎30 g，川牛膝12 g，乳香10 g，没药10 g，土鳖虫15 g，续断15 g，骨碎补10 g，红花10 g，苏木12 g，陈皮10 g，菟丝子12 g，补骨脂10 g，三七粉10 g（冲服），甘草10 g。连服3个月，并配合中药热敷、患肢制动等治疗方法。3个月后来银川市中医医院复查：右髋关节疼痛明显减轻。DR示：骨密度降低，关间隙基本正常。上方加黄精20 g，枸杞子20 g，连服3个月后来院复查，患者髋部疼痛消失，无跛行，关节功能活动基本正常。随访6个月无复发。

（五）体会

现代医学认为股骨头缺血性坏死的治疗方法是采取手术治疗。早期多采取姑息手术，如髓心减压术、带血管蒂骨移植术、血管植入术、骨支架术等。晚期行人工关节置换术。但术后疗效往往难以令人满意。[3]焦主任以补益肝肾、活血化瘀为治则，不仅可缩短该病的病程，有缓解患者的临床症状，并能减轻西药的不良反应，值得临床推广。

（银川市中医医院　王贵来）

参考文献：

[1] 刘冠虹，吉万波，刘锦涛.姜宏治疗股骨头无菌性坏死经验总结[J].中国中医药信息杂志，2012，19（8）：86

[2] 宁龙.六味地黄丸加味治疗股骨头缺血性坏死32例[J].实用中医药杂志，2014.30（1）：19

[3] 周红军，李洪久，孟祥臣.郝贵华主任医师治疗股骨头坏死的经验[J].中华中医药学刊，2007，25（6）：1109

小针刀治疗膝骨性关节炎的临床效果

对小针刀治疗膝骨性关节炎的临床治疗效果进行探究。方法选取 2014 年 10 月至 2015 年 10 月来银川市中医医院进行膝骨性关节炎治疗的 80 例患者作为本次的研究对象。将其随机进行组别的分配，对照组的患者采用电针仪穴位针灸的方式进行治疗，观察组的患者采用 X 线片示确定病变并采用小针刀的方式进行疾病的治疗。然后对比两组患者的疾病治疗效果以及对相关医护人员的满意度评价。结果观察组患者的临床治疗效果要明显的高于对照组的患者，其对相关医护人员的满意度评价也要高于对照组的患者。结论小针刀治疗膝骨性关节炎的临床治疗效果要比传统医学的治疗效果显著，能够增强对疾病的治疗效果，提高患者对医院的满意度，因此，可以将此种治疗的方法广泛的应用于相关疾病的治疗。

膝骨性关节炎的别称是增生、肥大、退行性骨关节炎，其多发于运动量、负重量较多的人群中，此外，老年人的患病例较多，因此，膝骨性关节炎也被称为老年性骨关节炎。据相关的调查显示，膝骨性关节炎已经成为我国第二大疾病，是导致人们不能正常生产生活的第二大顽疾。对于膝骨性关节炎的治疗，通常都会选择非手术的治疗方法，以针灸、推拿、理疗的治疗方式为主，但是由于膝骨性关节炎疾病治疗的周期过长、根治的概率极低以及疾病的复发率较高，导致很多患者在治疗的过程中放弃了治疗，故而如何有效的治疗膝骨性关节炎成为了相关学者都在研究的一个问题。本文意在探究小针刀治疗膝骨性关节炎的临床治疗效果，其详细的研究内容如下。

（一）资料与方法

1. 一般资料

选取80例患者作为本次的研究对象，在进行随机的分组后，对照组有40例，其中男性患者9例，女性患者31例。观察组患者40例，男性患者7例，女性患者33例。所有患者的年龄区间为60~80岁，平均年龄为（68.2±7.4）岁。

2. 治疗方法

对照组：患者采用仰卧位，膝关节弯曲30°，在患者的内、外膝眼，阳陵泉、血海、足三里以及梁丘等穴位进行消毒，以针灸的方式对患者进行治疗，在将其中的任意4个穴位连接电针仪，以电流强度为患者的耐受度对患者通电30 min，1日1次，治疗15天为1个疗程，每治疗5天休息2天。

观察组：临床上常见的针刀治疗点有髌上正中点、髌尖下正中点、髌骨两侧点、膝关节内侧副韧带、膝关节外侧副韧带、腘窝部股骨内、外髁点、腘窝部胫骨内外髁点、髌下脂肪垫点。因此，针刀疗法在选择施治点时，应该首先选取膝关节周围自感疼痛点和医者压痛点，不仅要考虑局部解剖生理结构，还要遵循传统中医治疗经筋类疾病"以痛为腧"的治疗指导原则，充分体现出针刀治疗的中医特色。快速的刺入患者体内，缓慢推进，直至有沙状阻塞感，待患者有酸、麻、沉、涨等之感后进行纵向的疏通和横向的剥离，在出针后在贴敷上创可贴并按压防止出血，在术后对患者的膝关节做伸展运动并对患者进行牵引，牵引的时间为1 min，小针刀的治疗点每次选择3~5个即可，一般双膝交替进行治疗，对于膝关节内有积液的患者，要在严格的无菌环境下对积液进行加压抽取，并用利多卡因与生理盐水的混合液对其进行冲洗，每7天进行1次，每治疗3次为1个疗程。

3. 观察指标

观察两组患者的临床治疗效果以及对相关医护人员的满意度评价。

4. 统计学处理

本次研究采用 SPSS20.0 软件包进行数据的统计以及分析，当 P < 0.05 时说明两组数据的对比有效。

（二）结果

通过医护人员的细心治疗和护理，可以观察到，对照组患者疾病治愈的患者有 12 例，治疗效果显效的患者有 13 例，治疗有效的患者有 9 例，治疗无效的患者有 6 例；对照组的患者一共有 40 例，其治疗的有效率为 85.0%；在对医护人员的满意度评价中，非常满意的患者有 11 例，一般满意的患者有 22 例，不满意的患者有 7 例，其总满意度为 82.5%。观察组患者疾病治愈的患者有 19 例，治疗效果显著的患者有 15 例，疾病治疗情况为有效的患者有 5 例，治疗无效的患者有 1 例；观察组患者有 40 例，其治疗的总有效率为 97.5%；在满意度评价中，非常满意的患者有 27 例，一般满意的患者有 12 例，不满意的患者有 1 例，总满意度为 97.5%。两组患者在治疗的总有效率以及对相关医护人员的总满意度的数据差异明显，之间的差异具有统计学意义（P < 0.05）。

（三）分析

中医学认为膝骨性关节炎多因中老年人肝肾亏虚，气血生化乏源，筋骨失养所致；或因风寒湿邪侵袭，瘀滞经络，缠绵日久，津液失化，聚而成痰，痰伏经脉，气血阻滞而致脉络不通，则筋骨失濡，故见膝关节疼痛、肿胀等 [1]。针刀疗法是传统针刺技术与软组织松解术有机结合的产物，针刀集中针与刀的双重作用，通过刀的剥离，可以松解局部的粘连组织，松解肌肉，松解神经血管的卡压，使局部血液循环改善，消除局部无菌性炎症，使疼痛迅速缓解 [2]。针刺可激发经络之气，加强气血的运行，从而使痹阻、壅滞的经络得以疏通，达到"通则不痛"的目的 [3]。针刀疗法即是在膝关节周围软组织病变局部进行有针对性的剥离粘连、疏通堵塞、松解挛缩，恢复膝关节周围软组织的力学平衡，达到"通则不痛"的效果 [4]。

本次研究表明，对患者使用小针刀的治疗方式，能够有效缓解患者的病痛折磨，能够大幅度增加膝骨性关节炎在临床治疗过程中的治疗效果，能够有效增加患者的生活质量，提升患者对相关医护人员的满意度。故而，小针刀疗法是治疗膝骨性关节炎的有效措施，可以广泛地应用于该类疾病的临床治疗当中。

（银川市中医医院　王贵来）

参考文献：

[1] 龚志贤，谭旭仪，卢敏.小针刀配合针灸辨证治疗膝骨性关节炎的临床观察[J]湖南中医药大学学报，2011，11：69~72

[2] 柳松，赵文海，李山鹰.中药熏洗配合小针刀治疗膝骨性关节炎的临床疗效观察[J].中国中医骨伤科杂志，2010，12：35~36

[3] 汪洪，吴昊旻.针刀治疗膝骨性关节炎的临床研究进展[J].内蒙古中医药，2014，21：102~103

[4] 牛时季，孟庆才，刘颖.小针刀治疗膝骨关节炎的临床疗效观察[J].成都中医药大学学报，2013，02：45~46+50

腰椎间盘突出症采取中药定向药透治疗联合腰椎牵引治疗的临床效果

探讨腰椎间盘突出症采取中药定向药透治疗联合腰椎牵引治疗的临床效果。方法是选取银川市中医医院骨科收治的腰椎间盘突出症患者120例，随机分为观察组与对照组，其中观察组采取中药定向药透治疗联合腰椎牵引治疗；对照组采取腰椎牵引治疗，观察分析两组患者临床治疗效果。结果临床治疗总有效率显示观察组95.00%，对照组81.67%。观察组明显高于对照组，两组疗效对比分析具有差异性统计学意义（P<0.05）。结论中药定向药透联合腰椎牵引治疗腰椎间盘突出症的临床效果显著，疗效确切，优于单纯的腰椎牵引治疗术，该法值得临床医师推广应用。

腰椎间盘突出症（LIDP）是临床常见病，是引起腰腿痛最常见的原因。归属于中医学中腰痛痹症范畴[1]。其病机是在腰椎间盘不同程度退变的基础上，腰椎纤维环破裂，髓核突出压迫神经根，进而引起腰腿疼痛等临床体征的功能障碍性疾病。银川市中医医院采取中药定向药透治疗联合腰椎牵引治疗腰椎间盘突出症取得显著疗效，现分析如下。

（一）资料与方法

1. 一般资料

选取银川市中医医院骨科收治的腰椎间盘突出症患者120例，其中男64例，女56例，年龄52~65岁，平均年龄58.5±6.5岁，病程2~10年。所有患者临床体征表现为腰疼，并向臀部及下肢放射疼痛，且活动受限，物理检查棘旁 0.5 cm 压痛（＋）并向下肢放射，腿部皮肤感觉障碍，肌力减弱，直腿抬高试验（＋）。经 CT 诊断符合腰椎间盘突出症的诊断标准[2]。随机将 120 例患者分为观察组与对照组各 60 例，其中观察组采取中药定向药透治疗联合腰椎牵引治疗，对照组采取腰椎牵引治疗。观察分析两组患者临床治疗效果，且分组在年龄、性别及体征方面无统计学差异性（P>0.05）。

2. 方法

（1）仪器：本文观察组中药定向药透治疗选用定向药透仪活化器（SBX-G2，北京同福园科贸有限公司），严格遵循其操作规程。中药天王贴药剂组方以活血化瘀、软坚散结、活血通络、消肿散痛、补肾固本之功效的中药组成。方用川牛膝 45 g，地鳖虫 20 g，羌活 40 g，地骨皮 18 g，独活 30 g，威灵仙 24 g，秦艽 18 g，伸筋草 40 g，透骨草 30 g，赤芍 30 g，乳香 15 g，细辛 18 g，络石藤 30 g，川楝子 18 g 等组成。

（2）方法：本文腰椎间盘突出症病例中对照组采用腰椎牵引治疗术，即对病例腰椎进行机械性拉力牵引。该法让患者仰卧在机械牵引床上，运用胸部和骨盆固定的对抗牵引疗法进行腰椎牵引治疗，1 次 30 分钟，1 次／天；观察组在此治疗基础上增加中药定向药透治疗术，即引用中药定向药透治疗仪的先进中频技术，将中药定向导入，并且利用中频仿生按摩及加热治疗的多重功能扩张小动脉和毛细血管，改善局部血液循环，比低频电流更能到达人体组织的深部，靶向作用于腰椎间盘突出症病灶，起到治疗作用。

3. 疗效评价

参照《中医病症诊断疗效标准》[3]。治愈：腰腿痛症状、体征完全消失，腰部活动恢复正常，直腿抬高试验呈阴性；显效：腰腿痛症状、体征减轻，腰部活动功能尚未完全恢复正常；有效：腰腿痛症状减轻，活动功能改善；无效：症状体征未改善。

4.统计学方法

所有数据处理均采用 SPSS13.0 软件进行整理和分析。计量资料采取 t 检验，计数资料用 χ^2 检验，P ＜ 0.05 表示差异有统计学意义。

（二）结果

两组疗效以临床腰腿疼等临床体征对比分析，临床总有效率观察组（95.00%）高于对照组（81.67%），具有统计学分析差异性（χ^2=16.21，P＜0.05），具体疗效分析见下表4-1。

表4-1　观察组与对照组疗效分析

组　别	n	治愈	显效	有效	无效	总有效率（%）	χ^2	P
观察组	60	30	20	7	3	95.00	16.21	＜
对照组	60	19	25	5	11	81.67		0.05

（三）讨论

腰椎间盘突出症归属于中医腰痛、腰腿疼痹症范围，病因常与肝肾亏虚，坐姿不端，日久劳累或外感风寒湿邪久伤所致。据统计，临床约 95% 的腰突症患者有不同程度的腰痛，80% 的患者有下肢痛症状 [4]。临床中医治疗采取活血化瘀，行气止痛，散寒理气，舒经活络的治疗法则。方药应用川牛膝、地鳖虫、羌活、地骨皮、独活、威灵仙、秦艽和伸筋草等组成，起到活血化瘀、软坚散结、活血通络、消肿散痛、补肾固本之功效。腰椎牵引治疗可以使腰椎间隙逐渐被牵开，有利于腰椎突出物恢复，另外促进腰椎粘连组织和挛缩的韧带、关节囊受到牵引力而使椎管间隙相应增宽，进而缓解或消除了对神经根的压迫与刺激，减轻了下肢麻木、腰腿疼痛的临床体征。中药定向药透治疗采用中医定向透药治疗仪通过非对称中频电流产生的电场，对药物离子产生定向的推动力，使药物中的有效成分更深入、更有效地透过皮肤黏膜快速的进入人体，将治病或镇痛的药物直接从皮肤定向地送到组织伤害病灶的部位。该原理是引用先进的超声中频技术，将药物成分定向导入和中频仿生按摩治疗技术及热频治疗技术融为一体，利用调制的中频电流能促进皮肤电阻下降，扩张小动脉和毛细血管，改善局部血液循环，将中药成分作用于患者病灶，起到对神经及腰椎组织的治疗作用[5]。基于以上原理，本文对 120 例腰椎间盘突出症患者中观察组采取中药定向药透治疗联合腰椎牵引治疗；对照组采取腰椎牵引治疗，治疗结果显示临床治疗总有效率：显示观察组（95.00%）高于对照组（81.67%），两组疗效对比分析具有差异性统计学意义（P<0.05）。因此，采取中药定向药透联合腰椎牵引治疗腰椎间盘突出症的临床效果显著，疗效确切，优于常规单纯的腰椎牵引治疗效果，该法值得临床医师推广应用。

（银川市中医医院　王贵来）

参考文献：

[1] 葛宝丰，徐印坎.实用骨科学[M].第四版.北京：人民军医出版社，2012：1292~1295

[2] 付平，唐利全，董杨颖，攻瘀复元汤治疗胸、腰椎不稳定骨折或合并不全瘫术后16例.中国中医急症杂志，2010，19（8）：1415~146

[3] 国家中医管理局.中医病症诊断疗效标准[S].南京：南京大学出版社，1994

[4] 黄璜.西医联合中药熏蒸腰骶部治疗强直性脊柱炎的效果及护理[J].护理学杂志，2008，23（9）：46~47

[5] 王维治.神经病学[M].第4版.北京：人民卫生出版社，2004，266

第五章 优势病种诊疗方案

项痹病（颈椎病）诊疗方案

（一）诊断依据

本病种《参照中医病证诊断疗效标准》（国家中医药管理局 1995 年 1 月 1 日进行诊断）

1.有慢性劳损或外伤史，或有颈椎先天性畸形、颈椎退行性病变。

2.多发于 40 岁以上中年人，长期低头工作者，往往呈慢性发病。

3.颈、肩背疼痛，头痛头晕，颈部板硬，上肢麻木。

4.颈部活动功能受限，病变颈椎棘突间隙、关节突关节及患侧肩胛骨内上角常有压痛，可触及到条索状硬结，可有上肢肌力减弱和肌肉萎缩，臂丛牵拉试验阳性，压头试验阳性。

5.X 线正位摄片显示：钩椎关节增生，张口位可有齿状突偏歪，侧位摄片显示颈椎曲度变直，椎间隙变窄，椎体后缘有骨质增生，韧带钙化，斜位摄片可见椎间孔变小。CT 及磁共振检查对定性定位诊断有意义。

（二）证候诊断

1.风寒湿型

头痛或后枕部疼痛，颈僵、转侧不利，一侧或两侧肩臂及手指酸胀痛麻，或头痛牵涉至上背痛，肌肤冷湿，畏寒喜热，颈椎旁可触及软组织肿胀结节。

舌淡红，苔薄白，脉细弦。

2. 气滞血瘀型

颈项痛如锥刺，痛势缠绵不绝，按之尤甚，痛有定处，夜间加重，伴上肢麻木，头晕、舌体有少许瘀点，舌暗红，苔薄白，脉沉或细涩。

3. 痰湿阻络型

眩晕，昏厥头重如裹，肢体麻木不仁，纳呆泛呕，舌质暗红，苔厚腻，脉弦滑。

4. 肝肾不足型

头晕，视物模糊或视物目痛，身软乏力，纳差，颈部酸痛，或双肩疼痛。舌淡红或淡胖，边有齿痕，苔薄白而润，脉沉细无力。

（三）病理分型

1. 神经根型

颈痛伴上肢放射痛，颈后伸时加重，受压神经根皮肤节段分布区感觉减弱，腱反射异常，肌萎缩，肌力减退，颈活动受限，臂丛牵拉试验阳性，压头试验阳性。

颈椎 X 线示

椎体增生，钩椎关节增生明显，椎间隙变窄，椎间孔变小。CT 可见椎体后赘生物及神经根管变窄。

2. 椎动脉型

头痛、眩晕、耳鸣、耳聋，视物不清，有体位性猝倒，颈椎侧弯、后伸时，症状加重。

X 线片示：横突间距变小，钩椎关节增生。CT 检查可显示左右横突孔大小不对称，一侧相对狭窄。

3. 脊髓型

早期下肢发紧，行走不稳，如履沙滩，晚期一侧下肢或四肢瘫痪，二便失禁或尿潴留。受压脊髓节段以下感觉障碍，肌张力增高，反射亢进，椎体束征阳性。

颈椎 X 线片示：椎间隙狭窄，椎体后缘增生物。CT 示椎间盘膨出压迫脊髓。

4. 交感神经型

眼睑无力，视力模糊，瞳孔扩大，眼窝胀痛，流泪，头痛，偏头痛，头晕，枕颈痛，心动过速或过缓，心前区痛，血压增高，四肢凉或手指发红发热，一侧肢体多汗或少汗等。

颈椎 X 线片示见钩椎增生，椎间孔变狭窄，颈椎生理弧度改变或有不同可以进一步判断对脊髓受压的程度及部位的确定。

（四）治疗方案

1. 辨证论治

（1）风寒湿型

【治法】温经活血，祛寒除湿，通络止痛。

【方药】舒筋汤加减。当归、白芍、姜黄、海风藤、海桐皮、羌活、防风、川续断、甘草。

（2）气滞血瘀型

【治法】活血祛瘀止痛。

【方药】黄芪桂枝五物汤。黄芪、桂枝、芍药、生姜、大枣。

（3）痰湿阻络型

【治法】健脾祛痰、活血通络、舒筋止痛。

【方药】温胆汤加减。半夏、茯苓、陈皮、竹茹、枳实、生姜、甘草。

（4）肝肾不足型

【治法】强筋壮骨，补益肝肾。

【方药】补阳还五汤。生黄芪、当归、赤芍、地龙、桃仁、红花、川芎。

2. 推拿手法治疗

先以滚推法、拿揉等理筋手法放松紧张痉挛的肌肉，时约 10 min，后以椎间关节推扳松解法（医者以手拇指顶患侧颈椎棘突旁，另一手抱患者头部，从颈2~7椎分别作头前屈旋转和侧向活动的推扳手法。此法适宜神经根型、椎动脉型、交感神经型颈椎病其颈项活动受限明显者）、抖动肩关节法（医者以手按患肢肩峰部加以固定，另一手握住患肢手指，向下牵直，并轻轻作上下活动，前后抖动。此法适用于上肢疼痛麻木、肩关节活动受限者）时约 10 min。1 日 1 次，每次 20 min。合并严重骨质疏松、骨折、感染、出血性疾病等疾病的患者禁做手法治疗。

3. 中药定向药透治疗

根据脊柱查体确定针刺药透部位，先以毫针取督脉、平刺、再采用科室自拟定向药透贴（血竭、透骨草、元胡、威灵仙、白芷、穿山甲、红花、延胡索等药），贴敷其上，加定向药透雾化罐、行药透治疗，1 日 1 次、每次 60 min、15 天 1 个疗程。

4. 针灸治疗

（1）针刺选穴：各型颈椎病均应选取颈椎棘突旁的压痛点及圆形或条索状阳性反应点，并配合取风池、大椎、肩井、天宗、列缺、合谷、后溪为主穴。

血瘀型：可配患侧大杼、肩髃、肩贞、臂臑、手三里、足三里等穴。

肝肾不足证型：可配太阳、头维、百会、四神聪、内关、三阴交、太冲、足三里等穴；可配合温灸肾俞。

寒湿痹阻型：可配合合谷、大椎。

痰瘀阻络型：可配合丰隆、血海。

（2）针刺方法：针刺颈项部压痛点或阳性反应点时针尖指向病所，采用平补平泻手法；针刺肩部和上肢腧穴时进针后以得气感向手部放射为佳。并配合电针密波刺激，以增强和维持针感，留针 30 min、1 日 1 次、10 日 1 个疗程。9d4c，R+R2I；R444。

5. 银质针导热治疗

沿项部膀胱经脉布银质针 20~30 枚、加银针导热议导热 20 min、间隔 7~10 日进行第二次治疗。

6. 穴位注射

选用当归注射液 2~4 ml，或维生素 B_{12} ml 加维生素 B_{12}1 ml，在压痛点及阳性反应点或大椎、肩井、肩髃、手三里、合谷、中渚等穴位进行注射，每穴注射 0.5~1 ml。

7. 针刀治疗

取颈肩部痛点、结节粘连点 2~3 处、局麻后行针刀治疗、1 周后可进行第二次治疗。

8. 中药熏蒸治疗

采用科室自拟药剂舒经汤（伸筋草、透骨草、羌独活、赤芍、元胡、白芷、川乌、草乌、肉桂，生龙骨、生牡蛎，威灵仙诸药）熏蒸患处，1 日 1 次，每次 30 min，10 日 1 个疗程。

9. 拔罐治疗

适用于感受风寒湿、气滞血瘀患者。在针刺后，选用大号玻璃罐，在颈项及肩背部沿督脉、足太阳膀胱经连线采用排罐法拔罐，留罐 5~10 min。

10. 牵引

电动枕颌牵引，1 次 20 min，根据病变节段和颈部肌肉厚薄不同，设置牵引重量为 7~14 kg，1 日 1 次，10 日为 1 个疗程。

11. 功能操锻炼

常规治疗 10 日后行颈部功能操锻炼、逐步加强颈项肌力、以辅助巩固疗效。

（五）疗效评价

本病种参照《中医病证诊断疗效标准》《国家中医药管理局 1995 年 10 月 1 日）

进行疗效评估。

1. 治愈

原有病症消失，颈、肢体功能、肌力恢复正常，能参加正常劳动和工作。

2. 好转

原有症状减轻，颈肩背疼痛减轻，颈、肢体功能改善。

3. 未愈

症状无改善。

腰痹病（腰椎间盘突出症）诊疗方案

（一）诊断依据

本病种参照《中医病证诊断疗效标准》（国家中医药管理局 1995 年 1 月）进行诊断。

1. 有腰部外伤、慢性劳损或受寒湿史。大部分患者在发病前有慢性腰痛史。

2. 常发生于青壮年。

3. 腰痛向臀部及下肢放射，腹压增加（如咳嗽、喷嚏）时疼痛加重。

4. 脊柱侧弯，腰椎生理弧度消失，病变部位椎旁有压痛，并向下肢放射，腰活动受限。

5. 下肢受累神经支配区有感觉过敏或迟钝，病程长都可出现肌肉萎缩直腿抬高或加强试验阳性，膝、跟腱反射减弱或消失，拇指趾背伸力减弱。

6.X 线片检查：脊柱侧弯，腰生理前凸消失，相邻边缘有骨赘增生。CT、MRI 检查可显示椎间盘突出的部位及程度。

（二）证候诊断

1. 血瘀证

腰腿痛如刺，痛有定处，日轻夜重，腰部板硬，俯仰旋转受限，痛处拒按。舌质暗紫，或有瘀斑，弦脉紧或涩。

2. 寒湿证

腰腿冷痛重着，转侧不利，静卧痛不减，受寒及阴雨加重，肢体发凉，舌质淡，苔白或腻，脉沉紧或濡缓。

3.湿热证

腰部疼痛，腿软乏力，痛处伴有热感，遇热或雨天痛增，活动后痛减，恶热口渴，小便短赤，苔黄腻，脉濡数或弦数。

4.肝肾亏虚证：腰酸痛，腿膝乏力，劳累更甚，卧则减轻，偏阳虚者面色㿠白，手足不温，少气懒言，腰腿发凉，或有阳痿，早泄，妇女带下清稀，舌质淡，脉沉细。偏阴虚者，咽干口渴，面色潮红，倦怠乏力，心烦失眠，多梦或有遗精，妇女带下色黄味臭，舌红少苔，脉弦或细数。

（三）病理分型

1.单侧椎间盘突出：下腰痛伴一侧下肢放射痛，脊柱侧弯，腰生理前凸减小或消失，病变椎间盘患侧椎旁压痛，可沿坐骨神经向下肢放射，直腿抬高试验阳性。CT检查：椎间盘向一侧突出。

2.双侧椎间盘脱出：下腰痛，伴双侧下肢放射痛，腰生理前凸减小或消失，病变椎间盘两侧椎旁均有压痛，可沿坐骨神经向下肢放射，双下肢直腿抬高试验阳性。CT检查：椎间盘项左右突出，并可见游离块。

3.中央型椎间盘脱出：除出现腰腿痛的症状外，还可出现会阴部麻木和大小便功能障碍等马尾神经压迫症。CT检查：椎间盘向正中方向突出。

4.上下型椎间盘脱出：大部分患者仅有压迫腿痛症状，X线检查病变椎间盘可见schmorl结节。

（四）治疗方案

1.辨证论治

（1）血瘀证

治法：活血祛瘀止痛。

方剂：身痛逐瘀汤加减。桃仁、红花、当归、川芎、没药、秦艽、独活、甘草。

（2）寒湿证

治法：温经散寒止痛。

方剂：独活寄生汤加减。独活、桑寄生、杜仲、川牛膝、威灵仙、细辛、防风、川芎、当归、甘草。

（3）湿热证

治法：清热利湿止痛。

方剂：四妙丸加减。川牛膝、薏苡仁、苍术、黄柏、防己、忍冬藤、独活、川芎。

（4）肝肾亏虚

治法：调补阴阳，补益肝肾。

方剂：偏阳虚者可用金匮肾气丸。熟地黄、山药、山芋肉、泽泻、茯苓、丹皮、桂枝、附子。肾虚证偏阴虚者可用六味地黄丸：熟地黄、山药、山芋肉、菟丝子、枸杞子、怀川牛膝、鹿角胶。

2. 推拿手法治疗

先以滚、揉、推、拿等理筋手法予以放松腰背肌肉，约 10 min，然后以压腰、侧扳、旋转等手法以调整腰椎曲度、侧弯、旋转及小关节的改变，恢复腰椎的正常序列，约 10 min，1 日 1 次，每次 20 min。合并严重骨质疏松、骨折、感染、出血性疾病等患者禁做手法治疗。

定向药透治疗：根据脊柱查体确定针刺药透部位，采用中药定向药透 1 日 1 次、每次 60 min、15 天 1 个疗程。

3. 中药定向药透治疗

根据脊柱查体确定针刺药透部位，先以毫针取督脉、华佗夹脊穴平刺、再采用科室自制药透贴（血竭、透骨草、威灵仙、白芷、穿山甲、红花、延胡索等药）贴敷其上，加定向药透雾化罐行药透治疗 1 日 1 次，每次 60 min、15 天 1 个疗程。

4. 针灸疗法

常用肾俞、环跳、承扶、殷门、委中、阳陵泉、后溪、太冲。每次选用 3~5 个穴位。1 日 1 次，每次 30 min，并配合电针密波刺激，以增强和维持针感。

5. 中药熏蒸治疗

采用科室自拟中药剂舒经汤（伸筋草、透骨草、羌独活、赤芍、元胡、白芷、川乌、草乌、肉桂，生龙骨、生牡蛎、威灵仙诸药）熏蒸患处，1 日 1 次，每次 30 min，10 日 1 个疗程。

6. 银质针导热治疗

沿腰部膀胱经脉和华陀夹脊穴布银质针 30~40 枚加银针导热议导热 20 min、间隔 7~10 日行第二次治疗。

7. 针刀治疗：根据不同症候取患部痛点、结节粘连点 2~3 处、局麻后行刀治疗、1 周后可行第二次治疗。

8. 一般治疗

（1）急性疼痛期应卧硬板床休息，并在活动时佩戴腰围保护。疼痛缓解后，可加强腰背肌功能锻炼。

（2）牵引治疗：常用骨盆牵引法。根据患者体重、体质、病情选择合适重量，牵引重量宜从小剂量开始。根据腰椎曲度改变程度大小分别采用不同体位（仰卧位、俯卧位）行腰椎牵引。1 次 20 min，1 日 1 次，10 日 1 个疗程。疼痛明显、腰肌紧张、腰椎侧弯明显者慎做牵引。

（3）中药离子导入疗法：取院内中药制剂骨质增生液（透骨草、苏木、血竭、羌独活、三棱、延胡索、红花、川乌、草乌）泡湿离子导入垫，敷于患处、1 日 1 次，10 日为 1 个疗程。

9. 中药热熨疗法

采用科室自制热熨外敷包（羌独活、川椒、赤芍、皂角、元胡、白芷、川乌、草乌、干姜、肉桂、生龙骨、生牡蛎、冰片、威灵仙诸药）置布袋上笼蒸热外敷膝部，1日2次，10次为1个疗程。

10. 功能操锻炼

常规治疗10日后进行功能操锻炼、逐步加强腰腹肌力、以辅助巩固疗效。

（五）疗效评价标准

本病种参照《中医病证诊断疗效标准》（国家中医药管理局1995.1）进行疗效评估标准。

优：症状缓解，腰椎活动度、直腿抬高试验70°以上、神经功能均恢复，并能恢复原来的工作和生活。

良：症状部分缓解，腰椎活动度、直腿抬高试验、神经功能部分改善。

差：治疗无效或症状加重，有关体征无改善。

膝痹病（膝关节骨性关节炎）中医诊疗方案

（一）诊断依据

本病种参照中华医学会骨科学分会《骨关节诊治指南（2007年版）》中的诊断标准结合临床进行诊断。

1. 病史

可无明显病史，也可有慢性劳损或外伤病史。

2. 症状

膝关节活动时有摩擦音、疼痛，肿胀，活动受限。

3. 体征

可有髌骨研磨试验阳性，髌周压痛阳性，股四头肌萎缩，关节肿大或者屈曲挛缩甚至僵直。

4. 影像学检查

膝关节X线检查可见关节间隙狭窄，髁间棘增生，关节边缘骨赘，关节面下骨板硬化，关节内游离体形成等。

（二）中医证候诊断

1. 肝肾不足、筋脉瘀滞证

膝部隐痛、空痛或刺痛，痛处固定，腰膝酸软，头晕眼花．耳鸣，夜尿频多，舌淡紫，苔薄白，脉细弱或细涩。

2. 脾肾两虚、湿注骨节证

膝部冷痛，沉重，遇寒痛增，畏冷肢凉，苔白滑或润，脉沉细。

3.肝肾亏虚、痰瘀交阻证

膝部胀痛，关节肿胀，局部不红，头晕，苔腻，脉沉弱。

（三）治疗方案

中医药疗法治疗膝痹病的思路为以病证结合、复法施治、防治并重为治疗基本原则。

1.一般治疗

（1）健康教育：使患者了解本病的治疗目的与原则、锻炼方法以及药物的用法与不良反应等。

（2）患膝保护：肥胖患者应减轻体重。应避免长时间的站立、跪蹲和剧烈的体育锻炼。严重时可利用手杖、步行器等协助活动。注意膝部保暖。

2.辨证论治

（1）肝肾不足、筋脉瘀滞证

治则：补益肝肾，通络止痛。

方药：六味地黄汤加减。熟地黄、山药、山茱萸、泽泻、茯苓、丹皮。脉络不通者可加鸡血藤、穿山甲、红花等活血通络药物。

中成药：可酌情使用六味地黄丸等。

（2）脾肾两虚、湿注骨节证

治则：补肾健脾利水，燥湿通络宣痹。

方药：除湿通痹汤加减。脾肾亏虚严重者可加熟地黄、山药、龟胶等以健脾益肾，关节肿胀明显者加萆薢、姜黄等以利水通络。

（3）肝肾亏虚、痰瘀交阻证

治则：补益肝肾，化痰祛瘀。

方药：左归汤加减。熟地黄、山药、山茱萸、菟丝子、枸杞子、怀川牛膝、鹿角胶。

痰湿重者则加天胆南星、半夏、茯苓等以化痰,瘀重者则加丹参、红花、苏木、川芎等以祛瘀。

3. 外治法

（1）中药定向药透：根据查体确定针刺药透部位，先以毫针在患膝部平刺、再采用科室自拟定向药透贴（血竭、透骨草、元胡、威灵仙、白芷、穿山甲、红花、延胡索等）贴敷其上，外加定向药透雾化罐、行药透治疗，1日1次，每次60 min，15天1个疗程。

（2）推拿治疗：膝关节、股四头肌、腘绳肌、腓肠肌等部位取穴。先以理筋手法放松，再用剥离手法、点穴手法对股四头肌腱、髌韧带以及髌骨周围的韧带和软组织进行推拿按摩20 min，然后做膝关节拔伸牵引并屈曲，1日1次，10次为1个疗程。

（3）中药热熨疗法：采用科室自制热熨外敷包（羌独活、川椒、赤芍、皂角、元胡、白芷、川乌、草乌、干姜、肉桂、生龙骨、生牡蛎、冰片、威灵仙诸药）置布袋上笼蒸热外敷膝部，1日2次，10次为1个疗程。

（4）小针刀治疗：取患膝痛点、结节粘连点2~3处、局部麻醉后行针刀治疗、针刀治疗一般1~2次，间隔7~10日。

（5）银质针导热治疗：在患膝处布银质针15~20枚，加银针导热仪导热20 min，间隔7~10日行第二次治疗。

（6）针灸：采用针刺患侧膝阳关、阳陵泉、犊鼻、梁丘、阴市血海、伏兔等穴，行提插捻转手法，得气后留针30 min、并配合电针密波刺激，以增强和维持针感。

（7）中药熏蒸治疗：采用科室自拟药剂舒经汤（伸筋草、透骨草、羌独活、赤芍、元胡、白芷、川乌、草乌、肉桂、生龙骨、生牡蛎、威灵仙诸药）熏蒸患处1日1次，每次30 min，10日1个疗程。

（四）疗效评价标准

本病种参照中华医学会骨科学分会《骨关节诊治指南（2007 年版）》中的诊断标准并结合临床进行诊断。

治愈：主要症状消失或基本消失。

好转：主要症状治疗前明显改善。

无效：主要症状较治疗前无明显改善或无变化。

第六章　常用中药

川乌

性味归经：辛、苦，热，入心、肝、脾经。

药物功效：麻醉、止痛，祛风寒湿邪。

【临床应用】

1. 麻醉、止痛：用于多种疼痛，本品小剂量外用，有良好止痛作用。

2. 祛风除湿：用于风寒湿痹。焦主任常用本品与草乌合用，治疗各种风湿痹痛麻木及跌扑损伤作痛。

草乌

性味归经：辛、苦，热，入心、肝、脾经。

药物功效：麻醉、止痛，祛风寒湿邪。

【临床应用】

1. 麻醉、止痛：用于多种疼痛，本品小剂量外用，有良好的止痛作用。

2. 祛风除湿：用于风寒湿痹。焦主任常用本品与川乌合用，治疗各种风湿痹痛、麻木及跌扑损伤作痛。本品与川乌有毒，应用时应注意掌握用法用量。

木香

性味归经：辛、苦，入脾、胃、大肠、胆、三焦经。

药物功效：行气止痛，温经散寒，解郁祛瘀。

【临床应用】

1. 疗胸腹部伤痛：凡胸腹部之跌打损伤疼痛或胀痛，焦主任多用本品与其他理气散瘀止痛药物配伍，治疗气机逆乱，气滞之血瘀疼痛。

2. 疗急性腰扭伤：焦主任临证中对急性腰扭伤患者，除用手法治疗外，有时配以本品内服，疗效明显。

香附

性味归经：辛。甘，入心、肝、胆、脾、胃、肠经。

药物功效：理气解郁、调经止痛。

【临床应用】

1. 舒经络，降气舒气，宣阳散邪，除寒凉，开胃化痰，利水通经。治胃痞胀满、崩漏，淋血。

2. 用于肝气郁滞所致的胁肋作痛、脘腹胀痛。多与木香、郁金、大腹皮合用。

柴胡

性味归经：苦，辛。入肝、胆、心、脾经。

药物功效：清热解毒，疏肝解郁。

【临床应用】

1. 疗胸胁部跌打损伤，本品擅条达肝气而疏肝解郁，常与白芍、当归、茯苓合用治疗胸胁部外伤。

2. 跌打损伤后伴发热及骨节、肩背疼痛，焦主任多用本品内服，一疏散风热，退骨节烦痛。

川芎

性味归经：辛、温，入肝、胆、心包经。

药物功效：活血行气，祛风止痛。

【临床应用】

用于血瘀气滞证。本品既能活血，又能行气，为血中之气药，有活血祛瘀，行气止痛之功，善治血瘀气滞诸证。

用于跌打损伤、瘀血肿痛。焦主任多用本品与当归、苏木、乳香等药合用。

用于头痛、风湿痹痛。本品辛散温通，上行头目，善祛风止痛，为治头痛、风湿痹痛良药，尤长于治头痛。

大腹皮

性味归经：辛、微温，入脾、胃、大肠、小肠经。

药物功效：行气宽中，利水消肿。

【临床应用】

1. 用于腹部损伤疼痛之引经药。大腹皮善理气宽中，其药性专入腹走肠。焦主任治腹部跌打损伤多用本品内服，疗效明显。

2. 用于跌扑闪挫损伤之气闭、气滞证。本品善散结开闭，焦主任对跌扑闪挫之气闭、气滞证多用本品内服。

姜黄

性味归经：辛、苦、温，入肝、脾经。

药物功效：活血行气，通经止痛。

【临床应用】

1. 做上肢伤痛之引经药。本品善上行入手疗臂痛，焦主任多用本品在治疗上肢伤筋、风湿痹痛中作为引经药，既能活血止痛，又能引诸药直达病灶。

2. 治疗颈椎病时，焦主任除使用手法外，常用本品与葛根、川芎等配伍，煎汁内服。

郁金

性味归经：辛、苦、寒，入肝、心、胆经。

药物功效：活血止痛，行气解郁。

【临床应用】

行气解郁，活血止痛。本品善活血、祛瘀、止痛，用于气滞血瘀所致的胸胁脘腹胀闷疼痛及跌打损伤瘀积疼痛。焦主任常用本品与当归、白芍、柴胡等合用内服。

延胡索

性味归经：辛、苦、温，入心、肝、脾经。

药物功效：活血，行气，止痛。

【临床应用】

本品止痛效果显著，作用部位广泛，具备辛散温通之性，能活血利气，故"专治一身上下诸痛"。焦主任多用本品与葛根、川芎合用治疗颈椎病，与姜黄、桑枝合用治疗上肢痹痛，与独活、川牛膝等合用治疗下肢痹痛。

乳香

性味归经：辛、苦、温，入心、肝、脾经。

药物功效：活血行气止痛，消肿生肌。

【临床应用】

用于瘀血阻滞诸痛症，本品功擅活血化瘀、伸筋，其活血止痛之功颇佳。焦主任常用本品与没药、蜈蚣、全蝎合用治疗腰椎间盘突出症引起的下肢放射痛，与赤芍、当归等合用治疗软组织损伤。

血竭

性味归经：甘、咸、平，入肝经。

药物功效：活血定痛，化瘀止血敛疮生肌。

【临床应用】

1. 用于跌打损伤、瘀血肿痛。焦主任常用本品与当归、赤芍、乳香、没药合用治疗跌打损伤血瘀肿胀明显者。

2. 外伤出血。本品具有良好的散瘀止血定痛之功效。焦主任常用本品与三七、大黄合用治疗外伤出血者。

没药

性味归经：苦、辛、平，入心、肝、脾经。

药物功效：活血止痛，消肿生肌。

【临床应用】

本品是焦主任活血止痛常用药。常与乳香合用治疗瘀血阻滞诸痛症。

三七

性味归经：甘微苦温，入肝、胃经。

药物功效：化瘀止血，活血定痛。

【临床应用】

出血证。本品止血不留瘀，祛瘀而不迫血，为止血之良药。凡跌打损伤出血者，焦主任常用本品研粉冲服或配方煎汁内服。

泽兰

性味归经：苦辛微温，入肝、脾经。

药物功效：活血化瘀，利水消肿。

【临床应用】

治疗损伤瘀肿。本品具有活血祛瘀消肿之功。焦主任常用本品与当归、红花合用治疗跌打损伤引起的瘀血肿痛。

红花

性味归经：辛，温，入心、肝经。

药物功效：活血通经，祛瘀止痛。

【临床应用】

用于跌打损伤瘀血作痛及关节痛等症。本品具有活血化瘀、消肿止痛之功，焦主任常用本品与川芎、苏木、乳香合用治疗跌打损伤瘀血作痛者，与川牛膝、骨碎补合用治疗骨性关节炎。

桃仁

性味归经：苦、甘，平；有小毒，入心、肝、大肠经。

药物功效：活血祛瘀，润肠通便。

【临床应用】

桃仁是焦主任骨伤常用的活血祛瘀止痛药物。本品善泻血滞，祛瘀力强，为血瘀血闭之专药。焦主任常用于治疗瘀血阻滞，血行不畅所致的损伤瘀肿、血瘀证。多与当归、红花、大黄等合用，增强活血祛瘀止痛之功。

炮山甲

性味归经：咸，微寒，入肝、胃经。

药物功效：活血破瘀，消癥散结，通经下乳。

【临床应用】

1.疗腰椎间盘突出症及坐骨神经痛。临床中，焦主任凡遇到腰椎间盘突出症及坐骨神经痛之刺痛、放射痛明显者，常与当归、桃仁、红花合用，活血破瘀，通利经脉。

2. 对于风湿性关节炎，关节疼痛明显者，焦主任喜用炮山甲与全蝎、乌鞘蛇合用攻坚破积，贯彻经络，通达关窍。

三棱

性味归经：苦、辛，平，入肝、脾经。

药物功效：破血行气，消积止痛。

【临床应用】

疗胸腹部跌打损伤后瘀肿不散。本品擅长活血破瘀，消积止痛。常与莪术相须为用。焦主任凡遇瘀痛绵延日久者，多用本品与莪术、红花、当归合用，增强破瘀行气止痛之功。

莪术

性味归经：辛、苦，温，入肝、脾经。

药物功效：破血行气，消积止痛。

【临床应用】

本品与三棱功效相同，然破气之力莪术为优，破血之功三棱为胜。焦主任在胁肋部跌打损伤瘀痛较重及胁肋部气滞痛者，常用本品与三棱、郁金、香附、苏木合用。

赤芍

性味归经：苦，微寒，入肝经。

药物功效：清热凉血，散瘀止痛。

【临床应用】

本品善活血破瘀。焦主任常用于各种瘀血痛证。常与桃仁、红花、丹皮等合用，通顺血脉，除血痹，破坚积，止痛。

龙骨

性味归经：行平，味甘，涩，入心、肝、肾、大肠经。

药物功效：镇心安神，平肝潜阳，续骨生肌，止血敛疮。

【临床应用】

用于骨折中、后期。本品具有较好的益肾壮骨，续筋生肌之功效。本品常与牡蛎相须使用。焦主任常用本品与牡蛎、熟地黄合用，促进骨折伤筋的恢复。

狗脊

性味归经：苦、甘，温，入肝、肾经。

药物功效：祛风湿，补肝肾，强腰膝。

【临床应用】

1.作为引经药疗背部伤痛。本品善走背入腰，强肝肾，坚脊骨，故凡腰背部疼痛，焦主任均用狗脊作为引经药，宣导诸药之力，直达病所。

2.本品善祛脊背之风湿而强腰膝，故焦主任常用于肝肾不足之腰痛脊强、足膝无力及风湿痹痛等证。凡肝肾亏虚，兼感风寒湿邪，症见腰痛脊强，不能俯仰，常与川牛膝、附子、独活等同用，以补肝肾，祛风湿。凡风寒湿痹，关节疼痛，四体无力者，可与附子、山茱萸、秦艽等合用，以温肾散寒、祛风除湿。若气血亏虚，感受风湿，手足麻木不利者，则可与熟地黄、当归、川牛膝、木瓜等合用，以祛风湿，强筋骨。

川牛膝

性味归经：苦、酸、甘，平，入肝、肾经。

药物功效：活血通经，补肝肾，强筋骨，引血下行。

【临床应用】

川牛膝是焦主任治疗腰腿疼痛之常用药。

1. 作为引经药治疗坐骨神经痛及膝骨性关节炎。川牛膝既能补肝肾，强筋骨，又能引血下行。焦主任在治疗坐骨神经痛及膝骨性关节炎时，多用川牛膝与伸筋草、透骨草、川椒、独活等合用，内服、外敷取得了好的疗效。

2. 治疗慢性腰椎病以及慢性腰肌劳损。川牛膝性善下行，补肝肾、强筋骨，通血脉、利关节，为治慢性腰椎病以及慢性腰肌劳损常用药。焦主任对肝肾不足引起的腰膝酸痛，常与狗脊、木瓜等同用；风湿痹痛，疼痛为甚者，多与木瓜、防己、独活等同用。

桑寄生

性味归经：苦、甘，平，入肝、肾经。

药物功效：祛风湿，补肝肾，强筋骨。

【临床应用】

桑寄生是焦主任治疗腰腿疼痛及风湿痹痛之常用药。

1. 治疗慢性腰肌劳损，肾虚腰痛。桑寄生善补肝肾，强筋骨。焦主任在治疗慢性腰肌劳损，肾虚腰痛时多与熟地黄、川续断、当归等合用。

2. 治疗风湿痹痛。桑寄生既能祛风湿，又能养血益肝肾、强筋骨。焦主任用治营血亏虚、肝肾不足之风湿痹痛，腰膝酸软，筋骨无力等症。对肝肾不足之痹痛尤为适宜。常与独活、秦艽、桂枝及杜仲、当归等药合用。

川续断

性味归经：苦、辛，微温，入肝、肾经。

药物功效：补益肝肾，强筋健骨，止血安胎，疗伤续折。

【临床应用】

1.治疗治疗腰肌劳损、骨质疏松、骨质增生、骨坏死等症。续断有补肝肾，壮筋骨之功效。焦主任常用本品与杜仲、当归等同用治疗肝肾不足，风湿痹阻之腰背酸痛，腿膝酸冷，喜敲喜温者，常用能强壮体质，改善症状。

2.治疗肾虚腰痛。症见腰痛，久站或稍劳加重，腰部畏寒休息得暖而缓解者。焦主任常以续断配杜仲、狗脊、川牛膝等合用。

鹿角片

性味归经：性温，味咸，入肝、肾经。

药物功效：补肾阳，益精血，强筋骨，活血消肿。

【临床应用】

1.治疗强直性脊柱炎。强直性脊柱炎由于先天禀赋不足。鹿角片温补肾阳，添精益髓。焦主任常用本品与黄芪、当归、菟丝子、补骨脂等合用，治疗强直性脊柱炎。

2.治疗肾虚腰痛。鹿角片补肾阳，益气力，强骨髓，补绝伤。焦主任常用之与熟地黄、附子等配用，治肾虚腰痛。

杜仲

性味归经：甘，温，入肝、肾经。

药物功效：补肝肾，强筋骨，安胎。

【临床应用】

1.治疗慢性腰肌劳损，肾虚腰痛。杜仲善补肝益肾，强筋壮骨。焦主任在治疗腰肌劳损及肾虚腰痛症中多用杜仲与当归、独活、桑寄生合用。

2.用于骨折伤筋之中。本品壮骨续筋之效颇强。焦主任在治疗骨折伤筋中多用之与骨碎补、川续断等合用壮骨续筋，促进损伤恢复。

补骨脂

性味归经：辛、苦，温，入肾、脾。

药物功效：补肾助阳，固精缩尿，温脾止泻，纳气平喘。

【临床应用】

1.治疗肾虚腰痛。补骨脂善补肾阳，除冷痛。焦主任常用之与杜仲、川续断等配用治疗肾虚腰痛。

2.治疗骨折中后期、骨质疏松症、胸腰椎压缩骨折。骨折中后期、骨质疏松症、胸腰椎压缩骨折均属肾阳亏虚证。补骨脂温肾壮阳。焦主任常用之与熟地黄、杜仲等合用内服。

淫羊藿

性味归经：辛、甘，温，入肝、肾经。

药物功效：补肾壮阳，祛风除湿。

【临床应用】

1.治疗肾虚腰痛。淫羊藿补肾阳，强腰。焦主任用之与杜仲、补骨脂、熟地黄、当归合用治疗肾虚腰痛。

2.治疗风湿久痹兼肾阳虚者。淫羊藿既能温通肾阳，又能祛风除湿散寒。焦主任常用之与威灵仙、熟地黄、补骨脂、杜仲等合用内服。

骨碎补

性味归经：苦，温，入肝、肾经。

药物功效：活血续伤，补肾强骨。

【临床应用】

1. 治跌打损伤，尤其肌肉、韧带扭伤和闭合性骨折。骨碎补活血续伤镇痛。焦主任用之与其他活血祛瘀药合用内服。

2. 外敷用于治疗骨折脱臼。与乳香、没药等药外敷患处，促进骨折愈合。

黄芩

性味归经：苦寒，入肺、脾、胃、胆、大肠、小肠经。

药物功效：清热燥湿，泻火解毒，止血，安胎。

【临床应用】

治疗损伤出血。黄芩有良好的清热凉血、止血作用。焦主任用之与他药配伍内服，治跌打损伤后出血、尿血，或者内出血者。

黄柏

性味归经：苦寒，入肾、膀胱、大肠经。

药物功效：清热燥湿，泻火解毒，除骨蒸。

【临床应用】

1. 治疗跌打损伤初期之红肿热痛，或者关节扭伤局部肿胀热痛。黄柏清热燥湿，泻火散瘀。焦主任常用之与大黄、苍术合用内服、外敷。

2. 用治风湿性关节炎之热痹者。黄柏泻火毒，去湿热。焦主任常用本品与川牛膝、苍术等合用。

金银花

性味归经：甘寒，入肺、心、胃经。

药物功效：清热解毒，疏散风热。

【临床应用】

治疗风湿性关节炎属于风湿热痹者。金银花具有良好的清热解毒，祛风湿之功效。临床上，焦主任常用之与丹皮、蒲公英、姜黄配伍。

蒲公英

性味归经：苦甘寒，入肝、胃经。

药物功效：清热解毒，消肿散结，利湿通淋。

【临床应用】

用于治疗慢性骨髓炎。焦主任常用之与地骨皮、金银花配伍，内服、外敷。

菊花

性味归经：苦辛微寒，入心、肝经。

药物功效：清热解毒。

【临床应用】

治疗骨伤疾病伴有外感发热或局部红肿热痛。临床中凡遇外感发热或局部红肿热痛者，焦主任常用本品配方应用，以增强疏风清热、消肿止痛之功。

葛根

性味归经：甘辛凉，入脾、胃经。

药物功效：解肌退热，透疹，生津止渴，升阳止泻。

【临床应用】

治疗颈椎病。葛根发表解肌，升阳生津，祛风邪。对颈椎病之头晕头痛、项强背痛疗效为佳。治疗颈椎病中焦主任用之与川芎、桑枝等，煎汁内服。

大黄

性味归经：苦，寒，入脾、胃、大肠、肝、心包经。

药物功效：泻下攻积，清热泻火，凉血解毒，逐瘀通经。

【临床应用】

1. 治疗坠挫损伤，胸腹闷痛。大黄逐瘀开闭。临床中焦主任每遇坠挫损伤，胸腹闷痛者，焦主任常用本品与木香、血竭合用，逐瘀定痛。

2. 治疗膝关节滑膜炎。临床中遇到膝关节滑膜炎之膝关节红肿热痛者，焦主任多用本品与黄柏、赤芍、红花等研粉外敷消肿止痛。

地骨皮

性味归经：甘寒，入肺、肝、肾经。

药物功效：凉血除蒸，清肺降火。

【临床应用】

治疗风湿热痹日久。地骨皮善清虚热，退骨蒸，坚筋骨。焦主任每遇风湿热痹日久邪毒内蕴，骨蒸虚热者，常用本品与生地黄、金银花等配用内服。

生地黄

性味归经：甘、苦，寒，入心、肝、肾经。

药物功效：清热凉血，养阴生津。

【临床应用】

治疗伤筋骨折。本品补肝肾，填骨髓，接骨续筋。焦主任在治疗骨折伤筋中多用本品与其他药物配伍内服。

丹皮

性味归经：苦、辛，微寒，入心、肝、肾。

药物功效：清热凉血，活血散瘀。

【临床应用】

治疗跌打损伤之瘀滞疼痛。丹皮清热凉血，消瘀止痛。临床中焦主任凡遇跌打损伤之瘀滞疼痛者，多用本品与赤芍、当归、红花合用，有较好疗效。

玄参

性味归经：甘、苦、咸，微寒，入肺、胃、肾。

药物功效：清热凉血，泻火解毒，滋阴。

【临床应用】

治疗下腹部跌扑损伤便血或尿涩痛不畅。玄参清热凉血，滋阴降火。临症中焦主任凡遇下腹部跌扑损伤、便血或尿涩痛不畅者，多与丹皮、当归合用。

丹参

性味归经：苦，微寒，入心、肝、心包经。

药物功效：活血调经，祛瘀止痛，凉血消痈，除烦安神。

【临床应用】

治疗颈椎病，腰椎病。丹参祛瘀止痛，活血养血。焦主任常用本品与川芎、威灵仙、葛根、炮山甲等活血祛瘀之品配伍治疗颈椎病、腰椎病等疾病。

当归

性味归经：甘、辛，温，入肝、心、脾经。

药物功效：补血调经，活血止痛，润肠通便。

【临床应用】

当归为焦主任骨伤常用药。

当归善补血活血。故主治一切血瘀作痛诸疾。当归是焦主任骨伤最常用的补血活血，接骨止痛药。临床中骨伤之疾凡血瘀肿痛者，焦主任无不用本品入方应用。以取活血散瘀止痛之功。

黄芪

性味归经：甘，微温，入脾、肺经。

药物功效：补气健脾，升阳举陷，益卫固表，利尿消肿，托毒生肌。

【临床应用】

1.用于骨折筋伤恢复期。黄芪补气健脾，益卫固表。主治一切气血亏虚之证。骨折恢复期多气血亏虚。焦主任临症多用本品与当归、赤芍、骨碎补合用内服，补益气血。

2.治疗慢性腰腿疼痛诸疾之气滞血瘀证。焦主任常用黄芪桂枝五味汤加减治疗。

党参

性味归经：甘，平，入脾、肺经。

药物功效：补脾肺气，生津，补血。

【临床应用】

治疗骨折筋伤、风湿痹痛属气血亏虚症者。党参补气养血，健脾益肺。焦主任临症中凡遇骨折筋伤、风湿痹痛属气血亏虚症，多用本品与黄芪、当归、川牛膝、木瓜等合用内服。

枸杞子

性味归经：甘，平，入肝、肾经。

药物功效：滋补肝肾，益精明目。

【临床应用】

治疗风湿痹痛、慢性腰腿疼痛诸疾属肝肾亏虚、精血不足症者。补益精气，盛阴道。枸杞子滋肾养肝、补益筋骨。焦主任在治疗风湿痹痛、慢性腰腿疼痛诸疾属肝肾亏虚、精血不足症中，多用本品与黄芪、当归、熟地黄、独活等合用内服。

鸡血藤

性味归经：苦、微甘，温，入肝、肾经。

药物功效：行血补血，调经，舒筋活络。

【临床应用】

1.治疗骨折中后期。鸡血藤补血强筋骨。焦主任治疗各种骨折中后期，多用之与黄芪、当归、骨碎补等合用，以补血益气，强筋壮骨，促进骨折愈合。

2.治疗膝骨关节病。鸡血藤善舒筋通络，活血补血。焦主任在治疗膝骨关节病中，多用本品与当归、赤芍、川乌、草乌合用外敷，取得良好效果。

桂枝

性味归经：辛、甘，温，入肺、心、膀胱经。

药物功效：发汗解肌，温经通脉，助阳化气。

【临床应用】

1.作为引经药治疗上肢伤痛之疾病。桂枝专行上部肩臂，能领药至痛处。临症中凡上肢作痛之疾，焦主任多用桂枝作为引经药取效。

2.治疗胸腰椎压缩性骨折。桂枝温经通络，活血化瘀。焦主任治疗胸腰椎压缩骨折，多用本品与黄芪、骨碎补、当归等合用内服外敷。

肉桂

性味归经：辛、甘，大热，入肾、脾、心、肝经。

药物功效：补火助阳，散寒止痛，温经通脉，引火归原。

【临床应用】

1.治疗骨折伤筋。肉桂接骨续筋，散瘀止痛。焦主任在治疗骨折伤筋诸症中，常与生地黄、熟地黄、骨碎补、当归、乳香、没药等配伍。

2.治疗风湿性痹痛。肉桂散瘀止痛，温经通络。焦主任在治疗风寒湿痹疼痛中，多用本品与当归、杜仲等合用内服。

细辛

性味归经：辛温；有小毒，入肺、肾、心经。

药物功效：解表散寒，祛风止痛，温肺化饮，通窍。

【临床应用】

治疗伤筋骨折中之瘀肿疼痛，风湿痹痛之疼痛明显者。本品祛风止痛，解表散寒。本品止痛功效显著。焦主任在骨伤诸症中多用本品配方应用，缓解疼痛。

桑枝

性味归经：微苦，平，入肝经。

药物功效：祛风湿，利关节。

【临床应用】

1.治疗颈椎病，肩周炎之类。本品祛风湿，通经络，利关节，舒拘挛，尤以肩臂关节拘挛疼痛用之为佳。焦主任常用之与桂枝、当归、川芎、葛根合用。

2.治疗四肢痹痛。本品通达四肢，舒筋止痛。焦主任用之与当归、秦艽、伸筋草、威灵仙等配用内服。

防风

性味归经：辛甘微温，入膀胱、肝、脾。

药物功效：祛风解表，胜湿止痛止痉。

【临床应用】

治疗风寒湿痹。防风祛风除湿，通利关节，舒筋止痛。焦主任常用本品与威灵仙、当归、姜黄合用治疗风寒湿痹疼痛。

白芷

性味归经：辛，温，入肺、胃、大肠经。

药物功效：解表散寒，祛风止痛通鼻窍，燥湿止带，消肿排脓。

【临床应用】

治疗跌打损伤，软组织挫伤，关节扭伤等疼痛。白芷祛风除湿、通利血脉、消肿止痛。焦主任在治疗跌打损伤，软组织挫伤，关节扭伤等症中，多用之与赤芍、当归、羌活、独活合用内服。

蜈蚣

性味归经：辛，温；有毒，入肝经。

药物功效：息风镇痉，攻毒散结，通络止痛。

【临床应用】

治疗坐骨神经痛或者类风湿性关节炎。本品性善走窜，祛风通络止痛。焦主任常用之与全蝎、当归、苏木、山甲合用内服。

全蝎

性味归经：辛，平，有毒，入肝经。

药物功效：息风镇痉，攻毒散结，通络止痛。

【临床应用】

治疗类风湿性关节炎，腰椎间盘增生，坐骨神经痛。本品祛风，解毒，止痛。焦主任常用之与蜈蚣配伍，均有良好效果。

独活

性味归经：辛、苦，微温，入肾、膀胱经。

药物功效：祛风湿，止痛，解表。

【临床应用】

独活为焦主任治疗风湿痹痛之常用药。

本品主散下消风湿之邪。作为下肢风湿痹痛之引经药。独活既能祛风除湿，通络止痛，又能宣导诸药下行。直达病所。焦主任在临症中多用本品与桑寄生、威灵仙、红花、白芍等合用内服。

威灵仙

性味归经：辛、咸，温，入膀胱经。

药物功效：祛风湿，通经止痛，消骨鲠。

【临床应用】

威灵仙是焦主任治疗风湿痹痛常用药物。

1.治疗骨关节痹痛，如类风湿性关节炎，强直性脊柱炎。威灵仙善祛风湿，通络止痛，焦主任常与狗脊、制川乌、独活等合用。

2.治疗背部跌打损伤团体疼痛。作为背部伤痛之引经药，引导诸药直达病所。

秦艽

性味归经：苦、辛，平，入胃、肝、胆经。

药物功效：祛风湿，通络止痛，退虚热，清湿热。

【临床应用】

秦艽是焦主任治疗风湿痹痛之常用药。

治疗风湿痹痛，关节拘挛。秦艽祛风湿，舒筋活络。凡风湿性关节炎属风湿热痹者，焦主任常以本品与黄柏、桑枝等配伍，属于风寒湿痹者，常配独活、威灵仙、附子等合用。

伸筋草

性味归经：性温，味、苦辛，入肺、脾、肾经。

药物功效：舒筋活血，祛风散寒，除湿消肿。

【临床应用】

伸筋草是焦主任骨伤之常用药。

1. 治疗风湿性关节痹痛。伸筋草辛温，性善走窜，为除痹通络要药。焦主任常用本品与他药配伍，煎汁内服，治疗类风湿性关节炎迁延日久，关节变形，屈伸不利，麻木不仁，肢体拘急伸展不利。

2. 用于跌打损伤。伸筋草擅长舒筋活血而通络，消肿止痛。焦主任治疗跌打损伤多用本品配方内服、外敷。

乌鞘蛇

性味归经：甘，平，入肝经。

药物功效：祛风，通络，止痉。

【临床应用】

1. 治疗风湿顽痹。凡类风湿性关节炎，肢体痹痛较甚，焦主任常与乌鞘蛇配伍煎服。

2. 用于治疗坐骨神经痛，本品有良好的祛风通络，解痉止痛之功效。焦主任常用本品配方煎服。

五加皮

性味归经：辛、苦，温，入肝、肾经。

药物功效：祛风湿，补肝肾，强筋骨，利水。

【临床应用】

1. 治疗风湿阻痹。凡是风湿性关节炎遇寒加重者焦主任常以本品配方内服。

2. 治疗伤痛瘀肿，与川牛膝、独活等配方外敷，效果良好。

木瓜

性味归经：酸，温，入肝、脾经。

药物功效：舒筋活络，和胃化湿。

【临床应用】

1. 作为引经药治疗膝骨关节病，木瓜善于引药下行治疗腿疾。焦主任常用本品与伸筋草、透骨草、当归、赤芍等合用，内服、外敷治疗膝骨关节病，取得良好疗效。

2. 治疗风湿性关节痹痛。木瓜强于祛风湿舒筋骨，焦主任治疗风湿性关节痹痛常用本品与黄芪、当归、赤芍合用。

天麻

性味归经：甘，平，入肝经。

药物功效：息风止痉，平抑肝阳，祛风通络。

【临床应用】

用于风湿痹痛，本品不但平肝潜阳，治疗头痛头晕，且有比较强的祛风燥湿，通络逐痹的作用。焦主任常用之与独活、木瓜、细辛等配用，治疗风湿性关节炎，四肢及腰膝痹，麻木不仁等。